VIVRE ET COMPRENDRE

collection dirigée par Lyonel Rossant

LE SUICIDE

Michel DEBOUT

Professeur de médecine légale
au CHU de St Étienne

ellipses

Dans la même collection

Le Docteur Lyonel Rossant, pédiatre, expert auprès des tribunaux, s'intéresse depuis plusieurs années à la vulgarisation et à la communication médicales. Il est l'auteur de nombreux ouvrages, parus notamment dans la collection « Que sais-je ? » des PUF et dans la collection « Bouquins » de Robert Laffont. Il anime également des émissions de radio.

- Déjà parus

  L'Enfant hyperactif, Didier-Jacques Duché, 1996.
  L'Enfant et les Animaux, Lyonel Rossant & Valérie Villemin, 1996.
  L'Asthme de l'enfant, Guy Dutau, 1996.
  L'Épilepsie, Pierre Genton & Claude Remy, 1996.

- A paraître

  Sexualité masculine – Grandeur et défaillances
  La Ménopause
  La Santé de votre peau
  Les Céphalées
  Le Diabète

Du même auteur

Psychiatrie d'urgence – Médecine de la crise, « Médecine et psychothérapie », Masson, 1981.
Le Désordre médical, avec G. Clavairoly, L'Harmattan, 1986.
Le Suicide, rapport au CES, La documentation française, 1993.
Médecine légale clinique, Médecine et violence, avec M. Durigon, Ellipses, 1994.

REMERCIEMENTS

Cet ouvrage fait suite à l'étude que le Conseil Économique et Social a consacrée au suicide le 6 Juillet 1993 sur mon rapport.
Je tiens à remercier Monsieur Jean ANDRIEU, alors Président de la section des Affaires Sociales du CES, tous les conseillers membres de la section, ainsi que Monsieur Jean BARBAZA et Madame Élisabeth DIVOY, administrateurs au CES, et Madame Liliane KERBÈCHE qui m'avaient aidé dans la rédaction de cette étude.
Mes remerciements vont également à Monsieur Georges MINOIS, historien et Messieurs Georges LEVASSEUR et Michel GRIMALDI, juristes dont les publications ont largement inspiré les parties de ce livre concernant leurs spécialités.

ISBN 2-7298-9681-3

AVANT-PROPOS

Il y a 20 ans ; je n'ai pas oublié.

Je n'ai pas oublié cet adolescent posé, paraissant plus âgé, plus mûr, s'exprimant avec douceur et un rien de méticulosité, qui cherchait à haute voix — face à moi — à comprendre son geste : il avait avalé quelques heures plus tôt des médicaments trouvés dans la pharmacie familiale alors que « tout se passait bien pour lui » : réussite dans les examens, vie personnelle riche, pas de déception sentimentale, rien effectivement qui puisse expliquer une tendance suicidaire.

Après l'avoir rencontré, je m'entretins avec ses parents et je fus d'emblée surpris par le contraste entre la personnalité sensible, subtile, de ce jeune homme et l'image (certainement trop caricaturale) que donnaient ses parents : une mère, débordante, parlant de lui comme de « l'enfant » et un père effacé, placé en retrait de sa femme, guettant mon regard, à l'affût de tout ce qui pourrait l'aider à expliquer... l'inexplicable.

C'est ce contraste qui m'amena à proposer aux parents, puis à leur fils, une nouvelle consultation car rien, dans son geste, ni dans ce qu'il m'en avait dit, ne m'avait profondément inquiété.

Il vint seul au nouvel entretien : je continuai le dialogue auquel il participait sans réticence mais avec un besoin certain de comprendre (de se comprendre ?) et aussi de contrôler ; pourquoi avait-il fait cela ? Et pourquoi un 25 ?

Son questionnement sur la date qu'il avait choisie — était-ce un choix délibéré ? — pour réaliser son geste me surprit. Je lui répondis : un 25 comme le 25 décembre ? Il rétorqua : « non, comme le 25 mars, la date de mon anniversaire ».

Ce garçon brillant était en train de vaciller, de perdre ses repères : son geste ne répondait pas à un événement difficile ; il signifiait en fait sa quête profonde d'identité.

C'est pourquoi je pensai qu'il avait besoin d'un suivi psychologique, que je n'avais pas le temps d'assumer pleinement. Aussi, je téléphonai à un confrère psychiatre pour mettre en œuvre la prise en charge.

Après quelques semaines; c'est son père que je revis : en l'absence de son épouse, je découvris un homme très chaleureux qui me dit son inquiétude face à l'évolution de son fils, son fils si prévenant, si intelligent. Son état devenant — d'après son père — de plus en plus préoccupant, mon collègue psychiatre voulait l'hospitaliser, était-ce utile ? Étant donné ce qu'il me décrivait, je l'encourageai dans cette décision.

Le séjour hospitalier dura trois mois, l'évolution fut favorable. Son père me téléphona assez régulièrement pour m'en informer. Il reprenait confiance. Son fils semblait sur la bonne voie.

Le temps passa, sans nouvelle particulière.

J'appris plus tard que ce jeune homme s'était pendu le jour de Noël.

Mourir sa vie

Que d'espoirs déçus, de paroles incomprises, de gestes maladroits pour en arriver là : là à mettre en jeu sa propre vie pour en changer le cours ou en précipiter la fin.

Je rencontre quotidiennement les suicidés, les morts, et les suicidants, ceux qui réchappent à un geste que l'on qualifie alors de « tentative » avec parfois un soupçon de dédain, comme si l'authenticité de la souffrance ne pouvait se mesurer qu'à la mort du sujet !

Que peut faire le médecin face au suicide alors même que celui qui le réalise (mais est-ce ce qu'il recherche ?) semble choisir la mort plutôt que la vie, c'est-à-dire exactement le contraire de la démarche médicale qui n'a de sens, elle, que si elle privilégie la vie.

Je suis médecin légiste et psychologue, confronté au corps des personnes décédées et à « la pensée » des survivants ; je n'arrive pas à comprendre l'indifférence apparente qui entoure le suicide : pourquoi avec près de 12 000 morts chaque année, et peut-être 150 000 tentatives, un tel silence ? Combien d'autres maladies — qui tuent moins et atteignent moins — seraient déjà au hit-parade des sujets de préoccupations ?

Toutefois, le suicide n'est pas une maladie comme les autres... est-il d'ailleurs une maladie ? Il est vrai que le suicide dérange, parce qu'il met à mal nos certitudes : et si la vie ne valait pas la peine d'être vécue ?

Mais est-ce cela que veut nous dire cette jeune fille qui s'est brutalement intoxiquée avec les médicaments de sa mère, ce chômeur qui s'est pendu, las d'attendre que l'on daigne enfin le considérer comme un citoyen à part entière, ce vieillard qui, n'acceptant plus ses souffrances, a préféré le fusil à l'hôpital ?

Il faut entendre — au-delà du caractère apparemment absolu de leurs gestes — autre chose qu'un besoin irrépressible que tout s'arrête. De plus, le suicide n'arrête pas la vie, il arrête une vie, petite étincelle vacillante dans la lumière de l'humanité qui, pourtant, ne brille que de l'addition de toutes ses flammes.

Liberté de l'homme, sens de la vie, relations à l'autre, honneur, amour et haine, composent le cocktail explosif du suicide que l'on hésite à servir en public de peur des dégâts, de la contagion...

C'est pourquoi on préfère laisser le suicide à la dissertation philosophique et les suicidés à leur destin... position commode, retranchement douillet derrière le prétexte de la liberté de chacun à choisir l'heure de sa mort ; c'est commode mais ce n'est pas sûr : et si celui qui vient de mourir avait hurlé sa soif de vivre et que l'on n'ait rien entendu ?

Il ne faut pas de nouvelle croisade contre le suicide, prétendre l'éradiquer de notre société ou ré-ouvrir un procès en sorcellerie. Il s'agit simplement d'être conscient qu'il y a sûrement quelque chose à faire, un regard à porter, une main à tendre, une parole à entendre. C'est peut-être même cela qu'attendent de nous ceux qui semblent n'attendre plus rien.

C'est parce qu'il y a trop de rendez-vous manqués entre les vivants que certains n'envisagent plus que le rendez-vous avec la mort.

INTRODUCTION

Le terme de suicide, et cela peut paraître surprenant pour un phénomène que l'on retrouve à toutes les époques de l'histoire, n'a qu'un peu plus de deux cents ans. C'est l'abbé DESFONTAINES dans le « supplément du dictionnaire de TRÉVOUX » publié en 1752 qui l'emploie le premier.

Le suicidé fut longtemps considéré comme un criminel — le crime contre soi-même — avant qu'au siècle dernier, on ne le considère surtout comme un aliéné.

Parler de suicide n'est pas à la mode, le suicide est hors des modes, de tous les temps et de toutes les sociétés, le nombre d'études, de rapports, de colloques — philosophiques, sociologiques, médicaux — qui en traitent depuis si longtemps sont là pour en témoigner.

Il y a les morts... et les rescapés, ceux qui ont effectué, selon la terminologie consacrée, une tentative de suicide, mais il y a aussi tous les autres qui sans aller jusqu'à réaliser un acte mettant sciemment leurs jours en danger, « jouent » avec leur vie et prennent des risques parfois mortels.

C'est pourquoi il faut dans le terme « suicide » distinguer :

– **les suicidés** : les morts par suicide. L'expression « suicide » étant utilisée aujourd'hui pour décrire plusieurs entités, lorsque l'on parle des morts certains les qualifient de « suicides réussis ». Cette expression est impropre, car peut-on associer la notion de mort à celle de la réussite ? Et surtout parce que même pour les actes les plus violents, on ne peut éliminer totalement la dimension ambivalente du geste et parler de réussite, c'est d'une certaine façon préjuger l'intentionnalité de l'acte.

– **les suicidants** : pour eux, on emploie l'expression entrée dans le langage médical courant (depuis plusieurs décennies déjà) de **tentative de suicide** souvent exprimée sous le sigle T.S. L'émergence de cette expression, qui s'est peu à peu imposée, reste mal située dans le temps, mais on doit s'interroger sur son caractère pertinent.

En effet, dans la notion de tentative, il y a parfois une connotation péjorative d'échec (qui renvoie à « la réussite » du groupe précédent) voire d'un amateurisme qui peut contribuer à discréditer la gravité de l'acte, c'est encore plus vrai quand certains parlent « de petites tentatives de suicide ».

– **les suicidaires** : il s'agit de tous ceux qui sans réaliser un geste directement auto-agressif, multiplient par leur comportement les situations de risque où parfois leur vie, en tout cas leur santé, peut être mise en jeu.

Si ces trois catégories ne peuvent se confondre, elles ont à l'évidence un fond commun, celui qui consiste pour une personne à remettre en cause ce qui la fait vivante, agissante.

Toutefois leur approche ne peut être identique ; ainsi ne pas opérer de distinction entre mort par suicide et conduite suicidaire conduirait à une tautologie dans laquelle on assimilerait toute prise de risque à une volonté de mort alors que la recherche du dépassement et le jeu nécessaire avec ses limites font partie de la condition humaine.

C'est pourtant vrai que ces conduites risquées — en voiture, au travail, dans le sport, dans les loisirs — ne sont jamais « gratuites » et bien souvent la personne peut se trouver dans un état proche du suicide ou de la tentative, mais nous manquons de données indiscutables permettant une appréciation statistique de ces faits signalés et analysés par de nombreux auteurs.

Les pensées, les intentions, les évocations suicidaires ne doivent jamais être banalisées, non plus, dès lors qu'elles vont au-delà d'une réflexion générale sur le sens de la vie et de la mort qui est inscrite au plus profond de chaque être humain.

Enfin les suicides collectifs ou les meurtres suivis de suicide représentent des cas non exceptionnels particulièrement tragiques qui ne manquent jamais de frapper l'opinion de stupeur. Il s'agit là de situations extrêmes où meurtre et suicide, individus et groupes se côtoient et se confondent. L'interprétation en est souvent difficile : est-ce la volonté d'un seul ou de tous les participants, et qui parmi ces derniers avait réellement la liberté de choix ? Comment traiter les rescapés surtout lorsqu'ils ont eu un rôle déterminant ou d'auteur principal dans ces tueries collectives ? Faut-il les poursuivre comme criminels ou les soigner comme suicidants ?

Ainsi la « scène du suicide » offre des tableaux très variés.

C'est pourquoi nous aborderons essentiellement dans cet ouvrage les deux situations les mieux repérables : mort par suicide et tentative de suicide.

De nombreux auteurs ont mis l'accent sur l'opposition presque point par point entre les caractéristiques épidémiologiques de ces deux groupes qui les rendraient, selon eux, irréductibles l'un à l'autre : prédominance masculine et rurale, augmentation avec l'âge pour les morts par suicide, prévalence féminine et urbaine, baisse rapide avec l'âge pour les tentatives de suicide.

Si de telles oppositions apparaissent, ne peut-on se demander si l'on se trouve bien en face d'une seule et unique problématique individuelle ? N'y aurait-il pas plusieurs justifications du geste auto-agressif : celle qui recherche la mort du sujet et celle qui utilise cette potentialité moins pour y parvenir que pour agir sur sa vie et son entourage ? Il est nécessaire et utile de se poser de telles questions mais il importe tout autant de mettre en évidence ce qui rapproche suicide et tentative de suicide.

Il convient de signaler, en particulier, la surexposition manifeste au risque de mort par suicide de tous ceux qui ont effectué une précédente tentative, surexposition d'ailleurs croissante avec le nombre de tentatives antérieures.

Ce qui importe surtout c'est que le sujet ait pu mettre en danger sa propre vie par un acte dont de surcroît il ne peut prévoir à coup sûr l'issue, plutôt que la gravité immédiate des conséquences physiques et corporelles de son geste. C'est cette prise de risque, marque d'une authentique souffrance, qui réalise le lien indéfectible entre mort par suicide et tentative de suicide.

Première partie

Le suicide, fait culturel et social

CHAPITRE 1

SUICIDE ET POSITION MORALE

Il y a moins d'un siècle encore, l'essentiel des questions posées autour du suicide restaient d'ordre moral, héritage d'un débat qui a traversé les âges et qui questionne le sens de la vie, donc le sens de la mort et qui retrouve ainsi inévitablement le domaine religieux.

La position morale appartient à chacun d'entre nous et toute appréhension philosophique ou religieuse du suicide est respectable.

Mais il reste vrai que soit par référence à Dieu soit par référence à l'Homme et à l'Universel les différentes positions sur le suicide ont constamment hésité, balancé, entre deux termes opposés : l'héroïsme et la lâcheté, l'altruisme et l'égoïsme, le suicide qui exprime de façon fulgurante la liberté individuelle et celui qui témoigne de façon dramatique de l'enfermement forcé de la personne dans sa propre fin.

En fait, cette ambivalence nous renvoie non seulement à la mort que le sujet se donne mais à celle qui ravira chacun d'entre nous à l'existence.

La mort consubstantielle à la vie humaine, à l'histoire de l'homme — grande Histoire de l'humanité ou petite histoire quotidienne —, histoire qui ne prend sens qu'en s'inscrivant dans le temps, au prix de s'achever forcément.

Ainsi la mort nous crée à la vie en nous l'ôtant un jour, elle pose donc radicalement le problème de la liberté de l'homme dès lors qu'elle ne le rend pas « libre » de ne pas mourir !

Le suicide vient, en quelque sorte, rajouter à cette complexité : ce serait au prix de la mort qu'il se donne que l'homme se libérerait de la fatalité de son destin !

Comment ne pas être profondément marqué par la décision de celui qui en se suicidant veut éviter de donner aux siens l'image de sa propre déchéance. Comment ne pas être amené à réfléchir sur le geste de celui qui, à travers sa mort, témoigne de son refus de vivre dans l'oppression ? Mais est-on si sûr de ce que signifie la « déchéance humaine » ? Ne peut-on pas résister à l'oppresseur en restant en vie et en le combattant ? Le poète[1] a déjà chanté « mourir pour des idées, d'accord… mais de mort lente ».

Il s'agit là bien sûr de situations exceptionnelles où le sujet est confronté à une réalité particulièrement lourde et signifiante qui donne à son geste une valeur sacrificielle, ce qui l'éloigne quelque peu de la problématique suicidaire telle qu'on la côtoie au quotidien.

Tenant compte de tous ces éléments, comment être surpris que les philosophes, les moralistes, aient pu développer des positions contradictoires concernant le suicide, qui d'ailleurs ont largement évolué au fil des siècles ?

---

1. G. Brassens, « Mourir pour des idées ».

1. Le suicide dans l'histoire : de l'éloge à la pénalisation, de la pénalisation à la médicalisation[1]

Depuis l'Antiquité, quand Rome faisait de la mort volontaire une vertu, jusqu'au siècle des Lumières, où le désespoir romantique devient à la mode, en passant par le Moyen Age, lorsque la réprobation de l'Église est venue frapper d'infamie le suicide, pour arriver à la parole des médecins, des psychanalystes, des sociologues, la question du suicide a traversé les âges pour revenir aujourd'hui au débat moral.

1.1. L'antiquité

L'Antiquité classique gréco-romaine fournit une liste impressionnante de personnages célèbres ayant mis fin à leurs jours, tels que Thémistocle, Démosthène, Diogène, Socrate, Lucrèce, Antoine, Cléopâtre, Sénèque et des centaines d'autres. Mais il s'agit là de cas s'étendant sur plus de sept siècles d'histoire, et recouvrant des situations très diverses. Ce qui prédomine en fait, c'est la variété des attitudes, aussi bien du point de vue philosophique que juridique.

1.1.1. Chez les Grecs

Ainsi, chez les Grecs, les pythagoriciens sont opposés à la mort volontaire, et Aristote condamne cet acte comme une injustice que l'on commet contre soi-même et contre son pays, un acte de lâcheté face aux difficultés de la vie. Il assimile le suicidé à un soldat déserteur.

Platon, dans *Les Lois*, est plus nuancé. Il semble repousser globalement le suicide, mais admet des exceptions, comme le cas de maladie douloureuse et incurable. En revanche, tous les courants philosophiques qui postulent la valeur suprême de l'individu lui accordent le droit de quitter volontairement la vie si elle lui devient pénible : c'est le cas des cyniques, des épicuriens et des stoïciens ; « pour bien vivre, disait Diogène le Cynique, il faut une raison ou une corde ». Pour les épicuriens, le suicide en douceur est recommandé si la vie devient insupportable. Quant aux stoïciens, l'exposé le plus complet de leur position est donné par Sénèque au premier siècle de notre ère : la raison nous conseille de quitter cette vie si nos facultés sont trop affaiblies par la maladie ou la souffrance.

Ainsi a-t-il écrit[2] :

> Le sage vit autant qu'il doit et non autant qu'il peut. S'il est en butte à des ennuis qui troublent sa tranquillité, il se libère... Il y aura toujours des gens pour te critiquer ; il s'en trouvera même, faisant profession de philosophie, pour te refuser le droit d'attenter à tes jours et prétendre qu'il est interdit de se donner la mort : pour eux, il faut attendre la fin fixée par la nature. En parlant ainsi, ne voit-on pas qu'on ferme la route de la liberté ? La

---

1. Les premiers paragraphes de ce chapitre (§ 1.1. à 1.6.) sont largement repris d'un article de la revue *Histoire* n° 189 - Juin 1995 : « L'historien et la question du suicide » par G. MINOIS. Il s'agit d'un numéro spécial que cette revue a consacré au suicide dont nous recommandons vivement la lecture.
2. SÉNÈQUE, la 70e des *Lettres à Lucilius*.

loi éternelle n'a rien fait de mieux que donner à notre vie, avec une seule entrée, plusieurs sorties. Pourquoi attendrai-je la cruauté de la maladie ou celle des hommes, quand je puis échapper aux tourments et me délivrer de l'adversité. La vie te plaît ? Vis. Elle ne te plaît pas ? Tu peux retourner d'où tu es venu...

A cette variété d'opinions des philosophes grecs répondent en écho les hésitations du droit : certaines cités, comme Athènes, Sparte, Thèbes, prévoient des sanctions contre le corps des suicidés, d'autres non, mais la pratique est toujours indulgente.

1.1.2. A Rome

A Rome, les attitudes évoluent. Si, dans les premiers temps de la République, divers indices donnent à penser que le suicide est un véritable tabou, un genre de mort maudite qui nécessite la mise à l'écart du cadavre, surtout des pendus, la pénétration des idées grecques, et surtout du stoïcisme, dans les élites intellectuelles, aboutit vers le 1er siècle avant J.-C. à une grande liberté de comportement.

Pour les hommes libres, il n'existe aucune interdiction légale ou religieuse contre le suicide : la vie n'étant ni un don des dieux, ni un souffle sacré, ni un droit de l'homme, chacun peut disposer de la sienne à sa guise, et pour Cicéron comme pour Virgile, tout dépend des motifs. L'histoire romaine est jalonnée de suicides célèbres, depuis celui de Lucrèce, qui voulait effacer la honte due à son viol, jusqu'à celui de son homonyme, le poète Lucrèce, en 55 av. J.-C., qui agit par simple dégoût de la vie, en passant par les nombreux suicides politiques qui eurent lieu pendant les périodes de guerres civiles et les régimes tyranniques de Tibère et de Néron. C'est à cette époque que le suicide obtient ses lettres de noblesse, avec des cas comme ceux de Brutus et de Cassius (42 av. J.-C.), qui inspireront bien des révolutionnaires pendant des siècles. Cependant, à partir du IIe siècle, la législation se durcit nettement, pour des raisons fiscales : beaucoup de suicides concernaient de riches Romains menacés de procès et de confiscation de leurs biens, qui évitaient par leur geste la ruine de leur famille. Avant même l'extension du christianisme le climat devient donc, pour cette raison, hostile à la mort volontaire dans le monde païen.

1.2. Du début de l'ère chrétienne au Moyen Age

Le christianisme hérite à son origine d'une autre tradition, celle du monde juif, tout aussi diverse et ambiguë. Un premier élément est frappant : en dépit de l'interdiction de tuer, contenue dans les Dix Commandements, aucun suicide rapporté par la Bible ne semble réprouvé — la plupart sont même considérés comme des actes d'héroïsme, car ils concernent des Hébreux qui se sacrifient pour leur peuple. Les guerres des Juifs contre les Romains fournissent ainsi plusieurs cas de suicides collectifs, dont le plus célèbre est celui de Massada, en 73 : un millier d'hommes et de femmes se donnent la mort plutôt que de se rendre. A cette occasion, l'historien juif Flavius Josèphe prête à leur chef, Éléazar, un long discours justifiant le suicide comme la marque suprême de la liberté, permettant de triompher d'une destinée malheureuse.

Héritier de ces traditions, le christianisme est donc hésitant à ses débuts : la mort du Christ n'est-elle pas un véritable suicide ? C'est ce que certains affirmeront en se fondant sur ses propres paroles : « Je me dessaisis de ma vie pour mes brebis ». Le cas de tous les martyrs volontaires, se livrant aux autorités, est également troublant, et plusieurs Pères de l'Église, les premiers grands théologiens, du IIe au Ve siècle, adoptent une position nuancée sur ce problème. Tout en condamnant le martyre volontaire en général, ils louent le courage et la foi des individus qui le pratiquent.

Aussi après cette première période d'hésitation, ce sera saint Augustin, vers 400, qui fixe définitivement la position chrétienne sur ce sujet : le meurtre de soi est le pire des crimes, car il est le refus du don divin par excellence, celui de la vie. C'est, dit saint Thomas d'Aquin, « un attentat contre Dieu, contre la nature, contre la charité, et contre la société ». La cause réside dans le désespoir, qui est une tentation du diable.

Au Moyen Age, les sanctions seront à la fois religieuses et temporelles : refus de sépulture ecclésiastique, damnation éternelle, confiscation des biens, exécution du cadavre ; le plus souvent, le corps sera traîné, face contre terre, sur une claie, avant d'être pendu ! En Angleterre, on l'enterre sous un carrefour de grands chemins, avec un pieu passé au travers de la poitrine. Ces rites ont à la fois une valeur d'exorcisme et une intention dissuasive, ce qui n'empêche nullement les gens de se tuer : on se suicide jusqu'à la fin du Moyen Age dans toutes les catégories sociales.

1.3. L'époque moderne

A l'époque moderne, entre le XVIe et le XVIIIe siècle, s'effectue notamment chez les élites un véritable retournement des mentalités à l'égard du suicide. Dès la première Renaissance, fin XVe-début XVIe siècle, l'humanisme, qui réhabilite l'Antiquité, particulièrement riche en suicides célèbres, contribue à une redécouverte de la vertu de cet acte. Une contestation nuancée de l'interdit chrétien se fait jour, derrière la glorification du cas de Lucrèce par exemple. S'inspirant du stoïcisme, les humanistes posent prudemment la question de la rationalité du suicide : n'est-il pas plus raisonnable dans certains cas de se tuer ? C'est ce que se demande Érasme en 1511 dans l'*Éloge de la folie* :

> Quels sont particulièrement ceux qui par dégoût de la vie se sont donné la mort ? Ne sont-ils pas proches de la sagesse ?

Entre 1580 et 1620, une quantité impressionnante d'œuvres littéraires abordent le problème : Montaigne lui consacre un chapitre de ses *Essais*, dont s'inspirera Pierre Charon en 1601, dans son livre *De la sagesse*, où il défend la pratique d'un suicide raisonnable. Dans le théâtre anglais de cette époque, on dénombre plus de deux cents suicides dans une centaine de tragédies, chiffre qui révèle à lui seul un « phénomène de société », une attirance faite à la fois de curiosité et d'inquiétude. C'est en 1600 qu'Hamlet s'interroge : « Être ou ne pas être, voilà la question ». En 1604, Juste Lipse écrit un traité complet d'apologie du suicide, qu'il détruit par crainte des réactions. De même, le chapelain anglican John Donne et dont l'ouvrage *Le Biathanatos* ne paraîtra qu'en 1647, seize ans après sa mort ! Ce n'est donc pas sans appréhension que les auteurs abordent le sujet, conscients de leurs responsabilités et effrayés par les abominables malédictions qui planent depuis des siècles sur le suicide. Non pas qu'ils poussent à la mort volontaire, mais ils prennent le risque d'affronter la question en face, de la démythifier, de la désacraliser, et de montrer que la conduite suicidaire, loin d'être satanique, peut être expliquée, comprise, et donc excusée. L'explication à la mode est d'ailleurs à cette époque la mélancolie, terme vague qui désigne à la fois une affection spirituelle et une forme douce de folie, provoquée par un « excès de bile noire », ce qui atténue la responsabilité des désespérés.

Mais pendant longtemps encore les avis des lettrés resteront sans effet sur le droit, et, en France, la grande ordonnance criminelle de 1670 confirme la procédure médiévale du jugement du cadavre. Ces exécutions se poursuivront jusque dans les dernières années de l'Ancien Régime.

1.4. Avant la révolution

Au XVIIIe siècle, sous l'influence des Lumières, la réflexion sur le suicide prend des proportions considérables. C'est à cette époque que naît la légende de la « maladie anglaise », consacrée par un livre du médecin George Cheyne, publié en 1733, *The English Malady*. Le suicide serait une spécialité britannique, comme les maladies vénériennes seraient une spécialité française ! Ce mythe est dû en particulier à la publicité accordée au suicide dans la presse anglaise, beaucoup plus libre que celle du continent : chaque semaine on publie dans les journaux les « billets de mortalité » de la ville de Londres, et on commente les principaux cas, ce qui contribue à répandre l'idée que le suicide est une réalité banale dans ce pays. Le 27 février 1786, le *Times* organise même un débat public sur le thème : « Le suicide est-il acte de courage ? »

L'aristocratie semble particulièrement touchée : vingt et un membres du Parlement se tuent au XVIIIe siècle, ainsi que trente-cinq lords de 1750 à 1798, y compris le conquérant de l'Inde, le fameux Robert Clive, en 1774. La plupart se suicident à cause de leurs dettes de jeu, et suivant un rituel digne de leur rang : de 1660 à 1714, les gentlemen fournissent 10 % du total des suicidés, mais 70 % des suicidés au pistolet. Au point qu'en 1711 William Withers suggère d'écrire un traité sur l'art du suicide, sorte de guide de la mort volontaire pour personnes de qualité, et en 1756, le journal *World* publie un article sarcastique d'Edward Moore, suggérant de créer pour la noblesse des « hôtels du suicide[1] », offrant à chacun le choix des moyens les plus raffinés pour mettre fin à ses jours. Et la mode est contagieuse, en raison du prestige dont jouit l'Angleterre en Europe : des nobles du continent font le voyage dans le seul but d'aller se suicider. La « maladie anglaise » étant considérée comme un fait acquis, philosophes et scientifiques en cherchent la cause. Ainsi César de Saussure en 1727, à peine arrivé à Londres, se dit accablé par le climat et déclare que s'il était anglais il se serait déjà suicidé…

Mais pour les défenseurs de la tradition et de la religion, la montée du suicide depuis le début du siècle est due au progrès de l'esprit philosophique, qui détruit les valeurs sacrées et les fondements de la morale. Ils s'appuient sur quelques cas retentissants, qui firent sensation dans l'Europe entière : en 1700, l'éditeur Thomas

1. On se rapproche déjà de pratiques que certains voudraient aujourd'hui développer notamment celle de « suicide médicalement assisté », voir § 2 de ce chapitre.

Creech, d'Oxford, se pend après avoir traduit les œuvres de Lucrèce ; en 1732, un relieur londonien, Richard Smith, et sa femme Bridget, tuent leur petite fille et se pendent dans leur chambre ; ils laissent une lettre expliquant leur geste par des motifs philosophiques. Le jour de Noël 1773, deux militaires de 20 et 24 ans se suicident au pistolet dans une auberge de Saint-Denis. Eux aussi laissent une lettre, dont le contenu fera le tour de l'Europe : désespoir, mal de vivre, absurdité de l'existence ; « Nous sommes dégoûtés de la scène universelle ».

C'est cependant bien à tort que les philosophes sont rendus responsables de la démoralisation de la population. L'examen de leurs écrits montre qu'en fait, ils sont surtout embarrassés par le problème du suicide, qui les trouble profondément. Loin d'en faire l'apologie, ils cherchent à en comprendre les causes, qu'ils attribuent essentiellement aux injustices sociales et politiques, responsables de la misère et du désespoir des classes populaires. Voltaire est particulièrement intrigué, et revient souvent sur ce problème dans ses lettres. Suivant ses humeurs, il s'étonne de la capacité humaine à endurer les souffrances en refusant la mort, ou il exhorte ses amis à ne pas céder à la tentation. « Le suicide, écrit-il, n'est pas en soi répréhensible, mais c'est une folie : ce n'est pas aux gens aimables de se tuer ». Pour les autres philosophes, il est clair qu'il faudrait dépénaliser le suicide, car les sanctions retombent sur les vivants innocents, par l'opprobre et la confiscation des biens. La plupart distinguent bons et mauvais suicides, suivant les motifs. Les plus pessimistes sont Holbach et Chamfort. Pour ce dernier, « vivre est une maladie, la mort est le remède ». Il se la donne le 13 avril 1794.

C'est encore un Anglais, le philosophe David Hume, qui prend le problème à bras le corps, dans ses *Essais sur le suicide et sur l'immortalité de l'âme*, petit traité écrit en 1755, qu'il renonce à publier et qui ne paraîtra qu'après sa mort, en 1770.

> Le suicide n'est en rien un délit, écrit-il, ce n'est pas une offense contre Dieu, qui nous a créés pour le bonheur ; ce n'est pas une offense contre la société, qui n'a rien à attendre d'un individu misérable et désespéré ; ce n'est pas une offense contre soi-même, car on se tue dans le but d'être plus heureux.

Dans la seconde moitié du XVIIIe siècle, d'autres cas célèbres, réels ou littéraires, alimentent la mode et témoignent d'une sensibilité déjà romantique. En 1770, le maître d'armes Faldoni, atteint d'une maladie incurable, se tue avec sa fiancée dans une chapelle de Lyon ; les « amants de Lyon » attendrissent l'Europe : « le sentiment admire, et la raison se tait », écrit Rousseau, qui a lui-même inclus dans *La Nouvelle Héloïse* un célèbre débat sur le suicide. La même année, le jeune poète anglais Chatterton, âgé de 17 ans, s'empoisonne dans sa chambre à Londres. L'événement déclenche une véritable « Chatterton mania » : poèmes, panégyriques, élégies, peintures, sculptures glorifient la mort du jeune prodige ; des mouchoirs souvenirs sont brodés à sa mémoire pour étancher les pleurs des jeunes filles. Et, bien sûr, on l'imite.

C'est dans ce climat que Gœthe publie en 1774 *Les Souffrances du jeune Werther*, expression d'un climat culturel auquel il donne une forme esthétique. Le livre est traduit en français dès 1775 ; quinze éditions sont épuisées en dix ans. Cette fois, la vague d'imitations prend des proportions inquiétantes : des jeunes gens et des jeunes filles se tuent avec un exemplaire de Werther à la main. « Werther a causé plus de suicides que la plus belle femme du monde », écrit Mme de Staël, qui elle-même publiera en 1813 des *Réflexions sur le suicide*, dans lesquelles elle reconnaît la grandeur d'âme de ceux qui se tuent par amour.

Le nombre de suicides romantiques et philosophiques reste cependant infime en comparaison des milliers de morts volontaires prosaïques et anonymes que comptent les campagnes et, de plus en plus, les villes, où commencent à s'entasser les prolétaires. « Le suicide est plus commun aujourd'hui à Paris que dans toute autre ville du monde connu », écrit en 1782 Sébastien Mercier, qui avance le chiffre de cent cinquante par an pour la capitale (un taux situé entre 18 et 25 pour 100 000 habitants, comparable au taux actuel de 21 pour 100 000 en 1990 !).

1.5. La Révolution

Au début de la Révolution, on retrouvera à Quimper et à Saint-Malo des cadavres de suicidés salés depuis cinq ou six ans, « en attente » de leur exécution. Les jugements des suicidés sont cependant fort différents suivant l'origine sociale du sujet. Impitoyables pour les suicidés du peuple, qui se pendent à cause de leur misère, de leur déchéance physique et morale, et qui sont accusés de lâcheté devant les épreuves de la vie, ils sont indulgents pour les privilégiés. En Angleterre, les familles réussissent le plus souvent, lorsqu'elles sont riches, à payer un médecin qui délivre un certificat de folie. En France, aucune exécution de suicidé noble n'est signalée aux XVIIe et XVIIIe siècles. Les témoignages de Saint-Simon et de Mme de Sévigné montrent même qu'à la cour le suicide est plutôt admiré comme acte d'honneur et preuve de courage. Quant aux ecclésiastiques, leur cas est réglé discrètement, pour éviter le scandale ; ils sont enterrés de nuit, mais en terre consacrée.

La Révolution va **dépénaliser** complètement le suicide en supprimant toute sanction contre le cadavre et toute confiscation de biens, mais elle ne l'approuve pas pour autant.

Journaux, manuels et discours politiques le répètent : le citoyen doit conserver sa vie pour la patrie, et même les cas de sacrifices héroïques à l'armée sont diversement appréciés dans les clubs des sans-culottes. Les affrontements politiques et les retournements de fortune provoquent pourtant de nombreux suicides : des girondins en juin 1793, des montagnards en Thermidor, des « égaux » lors de l'échec de la conspiration de Babeuf, ce qui irrite beaucoup la justice, frustrée de ses exécutions publiques exemplaires. C'est pourquoi on n'hésite pas à guillotiner les mourants, et même les morts : Robespierre est exécuté avec la mâchoire fracassée par le coup de pistolet avec lequel il a tenté de se donner la mort ; Soubrany, Bourbotte, Darthé, qui ont tenté de se couper les veines, sont à moitié morts en montant à l'échafaud, tout comme Babeuf, qui a encore dans la poitrine le fer du couteau avec lequel il a tenté de se tuer. Quant à Dufriche-Valazé, qui s'est tué devant le tribunal d'un coup de pistolet, on lui inflige une seconde mort, patriotique en quelque sorte, en guillotinant son cadavre.

Les suicides ordinaires, tels qu'ils apparaissent dans le livre de Richard Cobb, sont en revanche d'une remarquable stabilité pendant la période révolutionnaire. Les 274 cas étudiés à Paris entre 1795 et 1801 montrent la prédominance des hommes célibataires, appartenant au petit peuple, atteints par des drames personnels et par une pauvreté irrémédiable. La plupart se jettent dans la Seine.

1.6. Au XIXe siècle

Avec le XIXe siècle, le suicide devient objet d'étude pour les nouvelles sciences : psychologie, psychiatrie, sociologie. Nous entrons dans l'ère de la statistique, qui permet des analyses plus objectives. Les différences nationales apparaissent, une géographie s'esquisse, qui montre une tendance suicidaire beaucoup plus forte dans les pays scandinaves et en Europe centrale : vers 1850, le taux varie de 3,1 suicides pour cent mille habitants en Italie à 25,9 au Danemark. L'anomalie anglaise se retrouve, mais inversée : les chiffres montrent que depuis 1800 on se tue beaucoup moins dans les îles Britanniques que sur le continent, ce qui ruine le mythe de la « maladie anglaise ».

L'augmentation globale des taux au cours du XIXe siècle est attribuée aux effets désagrégateurs de la révolution industrielle : affaiblissement des liens traditionnels, de la religion, émancipation de l'individu, dont l'isolement est croissant, importance des fluctuations économiques, misère ouvrière. Ajoutons pour la classe bourgeoise et l'élite intellectuelle la mode romantique, et les courants philosophiques du désespoir et du pessimisme de Schopenhauer ou de Kierkegaard. Les exemples de suicides célèbres ne manquent pas, de Gérard de Nerval à Frédéric Nietzsche, en passant par le général Boulanger, Guy de Maupassant et son frère Hervé ou le colonel Henry. Pour l'ensemble de la France, le nombre annuel moyen de suicides passe de 1827 dans la période 1826-1830, à 2931 dans les cinq années 1841-1845, soit une augmentation de 70 %, qui alarme les moralistes et explique en partie la prolifération d'ouvrages sur le sujet pendant la monarchie de Juillet.

Comme d'habitude, la réaction des autorités civiles est de dissimuler le plus possible les faits à l'opinion publique. Dès 1829, les *Annales d'hygiène* écrivent : « Les journaux devraient s'abstenir d'annoncer un suicide quel qu'il soit ». Lorsque le duc de Bourbon, prince de Condé, se pend le 27 août 1830, la *Gazette de France* ne mentionne pas l'origine de sa mort, tandis que *Le Journal des Débats* parle d'apoplexie, et *La Quotidienne* d'assassinat. Le 19 juillet 1870, lorsque le journaliste et homme politique Lucien Prévost-Paradol se tue, dans *Le Figaro*, *La Patrie, Le Journal des Débats*, il est mort de la « rupture d'un anévrisme », et pour Camille Rousset, « il tomba foudroyé »…

Alors que la Renaissance et les Lumières avaient tenté de comprendre le suicide, d'y voir un acte tragique sans doute, mais n'ayant rien d'infamant en lui-même, le XIXe siècle reconstruit le mur de la honte. L'Église durcit sa position, en continuant à refuser la sépulture ecclésiastique à « ceux qui se sont donné la mort de propos délibéré ». Les moralistes laïcs, croyants ou athées, ajoutent leurs anathèmes. La médecine elle-même contribue à faire du suicide une « maladie honteuse », due à une faiblesse d'esprit, contre laquelle elle prône un « traitement moral », à base de punition, comme le docteur Guislain par exemple, dans la première moitié du XIXe siècle : pour soigner les tempéraments suicidaires, il recommande des « sédatifs moraux » tels que la douche, le fauteuil de répression, l'isolement, les menaces, les atteintes à l'amour-propre.

Plus tard, c'est ESQUIROL qui exprimera le mieux la nouvelle approche médicale — toujours marquée par le moralisme, mais plus conforme à l'état de la science de l'époque : pour lui la seule explication à l'acte suicidaire est à rechercher dans l'aliénation mentale du sujet « l'homme n'attente à ses jours que lorsqu'il est dans le délire ». Thèse que cet auteur développe, selon Ruth MÉNAHEM (28), en trois points :

- tout suicidant est un malade mental,
- le suicide est un symptôme et non une maladie,
- le suicide est lié à l'anxiété « organique », ce trouble de l'humeur d'origine biologique que l'on trouve dans diverses maladies mentales.

Mais assimiler le suicidé à un aliéné permettait de déplacer le débat sur le suicide de la philosophie vers la médecine et la psychologie, science naissante à l'époque ; et une autre science allait bientôt être appelée en renfort. Dès la fin du siècle en effet, en 1897, DURKHEIM (17) publie son ouvrage fondateur *Le Suicide* et introduit dans le débat de nouveaux critères d'explication et de compréhension de l'acte suicidaire, montrant à quel point le suicide jusque-là paradigme du geste personnel est en fait inscrit dans une réalité sociale et surtout répond aux déchirures du lien social.

Ainsi s'est construite peu à peu la double approche du suicide : sociale et médico-psychologique, qui constitue la toile de fond de notre conception actuelle.

1.7. Au XXe siècle

Sous la pression de l'évolution des idées et des connaissances, la position de l'Église elle-même va largement évoluer au cours de ce siècle. Ainsi peu à peu l'idée que le suicide pouvait être lié à un état pathologique du sujet — dont il était alors en quelque sorte la victime — a fait son chemin et a ainsi permis « d'assouplir » la position de l'Église permettant progressivement de donner à ces morts une sépulture religieuse.

Ainsi dans la documentation catholique du 16 mars 1969, en commentaire à un drame familial (le suicide d'un père et l'homicide de son fils dans une procédure de divorce) Monseigneur MAZIERS, Archevêque de Bordeaux, a justifié de la façon suivante les obsèques religieuses données au suicidé :

> Il y a eu suicide et crime, gestes qui, moralement, sont très graves. En pareil cas, l'Église a pour règle de refuser les obsèques religieuses pour en signifier la gravité, sauf si on peut faire état d'un manque de lucidité mentale et de liberté psychologique. C'est l'interprétation qui a été retenue pour le drame de Cestas, en raison de nombreux témoignages.

La religion catholique ne considère plus « le suicide comme blasphème mais le signe d'un désespoir auquel elle se doit d'être miséricordieuse », comme l'a rappelé Monseigneur Albert ROUET, Président de la commission sociale de l'épiscopat dans un commentaire aux obsèques religieuses de P. BÉRÉGOVOY. Mais l'approche catholique refuse toujours de considérer le suicide comme un acte de liberté ; la vie humaine, don de Dieu ne pouvant être reprise que par Lui. C'est ce qu'exprime P.-L. LANDSBERG[1] :

1. P.-L. LANDSBERG, *Essai sur l'expérience de la mort et le problème moral du suicide*, Édition du Seuil, 1951, rééd. 1993.

> A l'homme qui souffre et qui subit la tentation du suicide, nous pouvons dire uniquement : rappelle-toi ce qu'ont souffert le Christ et les martyrs. Tu dois porter la croix comme eux. Tu ne cesseras pas de souffrir, mais la croix de la souffrance elle-même te deviendra douce par une force inconnue qui vient du centre de l'amour divin. Tu ne dois pas te tuer parce que tu ne dois pas jeter ta croix. Tu en as besoin.

Cette évolution a cependant permis que se construise un consensus qui fonde la position actuelle de la société française. On peut l'exprimer ainsi :

- personne ne propose que l'on laisse mourir sans lui apporter le moindre soin celui qui a attenté à ses jours sous le prétexte que l'on respecterait ainsi « sa volonté de mourir » ;
- le suicidé n'est plus l'objet d'une condamnation implacable, — il peut bénéficier d'obsèques religieuses — même si ces mêmes religions continuent à réprouver son acte au nom des valeurs qui sont les leurs.

2. Le nouveau débat moral : faut-il établir un droit au suicide ?

Depuis quelques années, un débat s'est ouvert sur la pratique de suicide « médicalement assisté » ; elle se développe aux États-Unis, aux Pays-Bas, en Suisse, à Taiwan… Elle pourrait concerner des patients atteints de troubles psychiatriques graves pour lesquels des traitements appropriés seraient sans grand effet notamment pour délivrer le malade « de son désir de mort ».

Une telle démarche — même si on peut admettre une réelle sollicitude envers des personnes souffrantes — place la médecine dans un rôle totalement inacceptable.

L'euthanasie peut avoir des justifications et pour de nombreux médecins et moralistes, elle en a, notamment lorsqu'elle consiste à épargner à un malade au terme de ses capacités de vie la prolongation d'un état de souffrance et de déchéance physique et morale. Dans ces situations, le médecin ne donne pas la mort, il soulage la vie d'une phase agonique où la personne n'a plus ses capacités d'actions et de relations. L'assistance médicale au suicide relèverait, elle, d'une tout autre logique, supposant qu'il y a chez chacun d'entre nous en toutes circonstances et à tout moment de la vie, le choix de la mort lucide, délibérée, sans aucune ambivalence.

Mais la clinique suicidologique nous apprend justement le contraire : beaucoup de suicidants survivent (et parfois bien) à leurs gestes et rien de façon définitive ne permettra de dire lequel de ceux-là survivra le mieux.

Le rôle du médecin, qui fait naturellement le pari de la vie, est de permettre au suicidant de développer l'autre face du choix, celle qui n'est pas mortifère. De plus le suicide est un acte de solitude dans la solitude (il se réalise toujours à l'abri des regards, même si parfois une certaine proximité de l'autre peut être recherchée) et la présence d'un tiers, médecin ou non, d'ailleurs, en changerait la nature.

C'est pourquoi le suicide, lui, ne peut et ne doit être que médicalement… évité.

Le concept même de « suicide médicalement assisté » est donc porteur d'une idéologie douteuse, fondement d'un véritable **droit à se donner la mort** et plus encore droit à ce que d'autres — et d'abord le médecin — puissent donner la mort.

C'est bien parce qu'il y a toujours ambivalence par rapport à la finalité d'un geste suicidaire, qu'il faut protéger les personnes, notamment les jeunes, de ce qui pourrait enlever à leur geste toute chance de survie et c'est en cela qu'un livre comme *Suicide mode d'emploi* fut un livre dangereux voire meurtrier.

Bien sûr, on peut imaginer qu'il n'y a pas besoin d'un « mode d'emploi » pour réussir son suicide et que depuis des siècles des manières très efficaces sont connues, mais il s'agit généralement de modes très agressifs sur le corps (pendaison, noyade, arme à feu, précipitation…) qui par leur violence même, obligent au suicidant une certaine représentation du corps après la mort et tout suicidant heureusement n'est pas prêt à une telle fin.

Par contre, le respect du corps dans une mort « douce », imaginée parfois comme un état de sommeil « prolongé », — le mythe de la belle au bois dormant — lié aux intoxications médicamenteuses, avec des produits hypnotiques ou tranquillisants, peut être « rassurant », sommeil justement dont le sujet se réveillera **ou** ne se réveillera pas (Hypnos et Thanatos sont toutes deux filles de la nuit).

Ainsi, et c'est particulièrement vrai du suicide des adolescents — dont le mode le plus largement répandu est l'intoxication médicamenteuse — la survie est toujours une alternative présente à la mort. C'est pourquoi donner, comme mode d'emploi, la dose qui enlèvera toute chance à la survie, qui ôtera toute dimension de risque à la réalisation du geste est une pression faite sur la personne, dans une période de fragilité émotionnelle, relationnelle… une manière de lui sommer de ne pas se « rater » et l'on retrouve là l'idéologie de la non vie que certains veulent nous présenter comme l'expression suprême des libertés individuelles. L'interdiction à la vente du livre *Suicide mode d'emploi* après le vote de la loi en 1987[1] interdisant toute provocation au suicide, a donc été une mesure de salubrité publique.

Il n'en reste pas moins que, dans son fondement législatif, ce texte ouvre la voie à des interprétations qui, dans un autre contexte politique et moral, pourraient connaître des développements plus larges ; en effet, l'application à la lettre de la notion de « **provocation au suicide** » pourrait amener à considérer certaines œuvres littéraires comme incitatoires à ce geste et, donc, justifier l'interdiction de publication.

Déjà, aux États-Unis, un procès est intenté contre un groupe de « hard-rock », accusé d'avoir provoqué le suicide d'un adolescent du fait d'une musique qui, de façon « subliminale », l'aurait amené à réaliser son acte.

Certes, il est malaisé de tracer une frontière claire entre la nécessité pour la société de protéger certains de ses membres qu'elle considère comme particulièrement vulnérables et le droit pour tout peuple et toute culture de défendre la richesse de sa création artistique même lorsqu'au cœur de celle-ci se trouve abordée l'issue du suicide.

Deux approches de la vie humaine au cours des siècles continuent donc de s'affronter sous des préceptes qui ont finalement peu varié et l'on voit en œuvre les

---

1. Voir 2e Partie, chapitre 2, § 1.2.1.

forces de vie (mais celles-ci doivent pour être audibles avoir le souci de la **qualité de la vie** : qualité matérielle, émotionnelle, relationnelle, de solidarité) et les forces de la mort, qui avancent souvent avec de prétendues bonnes intentions (liberté individuelle, droit de refuser un destin contraire, de refuser la souffrance…) mais qui sont porteuses d'abandon, de démission…

Jean-Pierre SOUBRIER, Président de l'Association Internationale de la Prévention du Suicide (IASP)[1] a raison de citer à ce propos la conclusion d'un livre de l'Association américaine de suicidologie qui exprimait fort bien cette alternative :

> Ils ne distribuent pas simplement une information-mode d'emploi. Ils sont l'avant-garde d'une plus large tentative pour obtenir l'approbation sociale et l'institutionnalisation du suicide. S'ils réussissent… nos efforts pour améliorer la vie seront détournés vers un moindre but, celui de nous aider les uns les autres à mourir.

---

1. Voir la liste des associations en annexe 1.

CHAPITRE 2

LE SUICIDE, FAIT SOCIAL

Les premières études sociologiques concernant le suicide et principalement celles d'Émile Durkheim concernaient la mort par suicide, ce n'est que par la suite et progressivement qu'est apparue l'entité « tentative de suicide » que l'on a pu étudier en tant que telle et qui présente des spécificités épidémiologiques particulières. C'est pourquoi nous aborderons successivement dans ce deuxième chapitre les morts par suicide puis les tentatives de suicide.

1. Les morts par suicide

Publié en 1897, *Le Suicide* d'Émile DURKHEIM (17) est considéré comme l'acte fondateur de la sociologie moderne. L'étude statistique en est l'instrument principal et c'est à partir de l'analyse de données chiffrées que DURKHEIM et ses disciples ou concurrents vont fonder l'explication sociologique d'un phénomène que d'aucuns ont longtemps considéré comme uniquement déterminé par des considérations individuelles et personnelles.

1.1. Que valent les statistiques sur le suicide ?

Tout décès doit être déclaré à la mairie dans les 24 heures et un médecin, très souvent le généraliste de famille, doit en faire préalablement le constat par le biais du certificat de décès remis d'abord à l'officier d'État civil qui délivrera le permis d'inhumer puis transmis à l'Institut National de la Santé et de la Recherche Médicale (INSERM) pour traitement statistique dans le plus strict anonymat.

Malgré cela, il ressort de nombreux travaux[1], que les statistiques officielles sous-estiment le nombre de suicides mais restent globalement fiables. Opinion renforcée par l'Organisation Mondiale de la Santé (OMS) qui conclut : « il est possible de faire confiance, pour l'analyse des tendances, aux statistiques officielles des suicides provenant des pays européens ».

Les études réalisées sur la fiabilité de l'appareil statistique s'accordent sur une sous-estimation maximale de 20 % sans que cela n'affecte les tendances générales constatées ou l'analyse sociologique qui peut en être faite.

Toutefois, si les statistiques sur le suicide sont fiables et significatives lorsqu'il s'agit d'analyser de grandes tendances, elles deviennent beaucoup plus délicates à manier dès

---

1. C. BAUDELOT & R. ESTABLET (6).

que l'on veut entrer dans des détails tels que les comparaisons par région ou par catégorie socioprofessionnelle par exemple : cela rend nécessaires de nouvelles études épidémiologiques.

1.2. Les morts par suicide en France

1.2.1. Évolution dans le temps du taux de suicide

L'évolution dans le temps depuis 1830 figure sur le graphique ci-dessous.

Evolution du taux de mortalité par suicide (1827-1990)

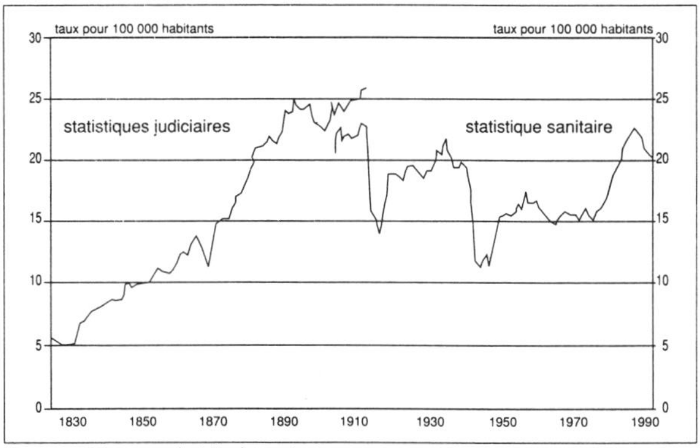

Source : Résultats établis à partir des comptes de la justice de 1827 à 1914. Statistiques des causes de décès de 1906 à 1989 (INSERM).

Dans ce tableau il ressort que le taux de suicide baisse nettement pendant les guerres et semble augmenter pendant les crises économiques : on note en effet sur le graphique deux creux pour les périodes 1914-1918 et 1939-1945 et un accroissement sensible en 1929-1931 (première crise économique) et à partir de 1974 (seconde crise liée au choc pétrolier), une corrélation qui ne manque pas de poser la question de l'influence du chômage sur le suicide.

Bien qu'existe manifestement une corrélation entre crise économique et suicide il semble difficile et même délicat d'établir un rapport de causalité **directe** entre chômage et suicide. D'une part, l'état de chômage n'apparaît pas dans les statistiques individuelles et les seules comparaisons possibles tiennent à la correspondance entre courbe du chômage et courbe du suicide. Or, si l'on observe bien, depuis 1976, une augmentation parallèle du taux de chômage et du taux de suicide, cette relation n'est plus vérifiée depuis 1985 date à partir de laquelle les deux courbes diffèrent très nettement (baisse du suicide, hausse considérable du chômage).

Plusieurs explications ont été avancées pour l'expliquer :

– le vote de la loi contre la provocation du suicide en 1987,

- le fait qu'à partir de la fin des années 1985, la crise sociale durait depuis plus de 10 ans et qu'ainsi avaient eu le temps de se développer de nouvelles solidarités, de nouveaux liens sociaux, évitant certaines crises suicidaires,
- le développement de l'action des soignants et des associations, une nouvelle préoccupation des Pouvoirs Publics.

Il reste qu'il s'agit de variations faibles en chiffre absolu, il faut donc les interpréter avec prudence.

En 1992 les statistiques des causes médicales de décès enregistrées par l'INSERM[1] (SC8) indiquent qu'il y a eu 11 644 suicides, soit 8 442 suicides masculins et 3 202 suicides féminins. Lorsque l'on rapporte ce nombre à la population de 10 ans et plus, le taux de décès par suicide est de 23,2 pour 100 000 personnes (34,8 pour les hommes et 12,3 pour les femmes).

De plus, dans un article récent publié dans le journal *Population*, P. SURAULT (36), en se basant sur l'estimation du nombre de morts par suicide en 1993, considère que l'on assiste à une reprise de la progression du nombre de morts par suicide (plus de 5 % par rapport à 1992).

Pour cet auteur, le décrochage de la courbe apparu dans les années 86-87 serait terminé ; il existe une nouvelle montée de l'influence du suicide, d'ailleurs plus conforme avec l'aggravation de la crise sociale, si l'on fait référence aux observations de DURKHEIM. Celui-ci considérait en effet, et cela paraît rester globalement exact, que le nombre de morts par suicide augmente en période d'« anomie[2] sociale » lorsque les liens entre les individus et entre les individus et la société se distendent, se déchirent…

1.2.2. Caractéristiques épidémiologiques actuelles

a) Le risque de mort par suicide augmente avec l'âge

L'incidence de l'âge sur le taux de morts par suicide est représenté dans les deux tableaux suivants :

Taux de mortalité par suicide et tranche d'âge (1990)

	15-24 ans	25-34 ans	55 ans et +
Hommes	7,4	16	41,9
Femmes	5,7	12,1	51,5
Total	6,9	14,9	44,6

Taux pour 100 000 (Source : INSERM - calcul effectué par rapport à l'ensemble des suicides)

1. F. FACY, source INSERM. Voir aussi F. FACY & A. PHILIPPE, « Que mesure-t-on sur le suicide », *in* F. TERRE (dir.) (38).
2. Anomie : (du grec *anomia* : désordre) absence de loi ou d'organisation (GRAND LAROUSSE), absence d'organisation naturelle ou légale (ROBERT). État de désintégration des normes sociales (Manuel de sociologie).

Nombre de suicides de 1986 à 1990

		1986	1987	1988	1989	1990
	Total	**12 525**	**12 161**	**11 599**	**11 715**	**11 403**
dont	Hommes	8 870	8 587	8 324	8 343	8 178
	Femmes	3 655	3 574	3 365	3 372	3 225
	- 15 ans	**41**	**42**	**28**	**31**	**19**
dont	Hommes	35	33	23	23	14
	Femmes	6	9	5	8	5
	15-24 ans	**887**	**816**	**784**	**871**	**791**
dont	Hommes	695	641	606	681	607
	Femmes	192	175	178	190	184
	25-34 ans	**1 872**	**1 783**	**1 751**	**1 757**	**1 706**
dont	Hommes	1 448	1 369	1 371	1 366	1 314
	Femmes	424	414	380	391	392
	35-44 ans	**1 997**	**2 104**	**2 092**	**2 120**	**2 118**
dont	Hommes	1 461	1 554	1 578	1 581	1 613
	Femmes	536	560	514	539	505
	45-54 ans	**1 986**	**1 865**	**1 747**	**1 654**	**1 679**
dont	Hommes	1 385	1 301	1 174	1 150	1 203
	Femmes	601	564	573	504	476
	55-64 ans	**2 014**	**1 860**	**1 728**	**1 719**	**1 651**
dont	Hommes	1 352	1 257	1 179	1 116	1 091
	Femmes	662	603	549	603	560
	65-74 ans	**1 571**	**1 460**	**1 347**	**1 410**	**1 337**
dont	Hommes	1 030	941	833	950	895
	Femmes	541	519	514	460	442
	+ 75 ans	**2 157**	**2 121**	**2 122**	**2 153**	**2 102**
dont	Hommes	1 464	1 391	1 470	1 476	1 441
	Femmes	693	730	652	677	661

(Source : INSERM / CES)

Sur un total de 11 403 suicides enregistrés en 1990, on dénombrait 2 497 personnes de 15 à 34 ans mais 5 090 de plus de 55 ans dont 2 102 de plus de 75 ans.

Il apparaît que ce ne sont pas les jeunes qui meurent le plus de suicide mais les personnes âgées, une constatation déjà faite par É. DURKHEIM et qui se confirme à travers les ans. Toutefois chez les jeunes âgés de 15 à 24 ans, le suicide représente la deuxième cause de mortalité (19 %) après les accidents de la route. C'est même la première pour les adultes jeunes âgés de 25 à 34 ans.

- l'évolution des taux de mort pas suicide est notamment inquiétante dans la tranche d'âge 35-44 ans (source DGS[1]) et plus particulièrement pour les hommes. C'est aujourd'hui, avec les modifications des rythmes de vie, la période des chocs de l'intégration sociale et professionnelle et celle des chocs affectifs (divorces, séparations...). Faut-il y voir une relation de cause à effet, nous aurons l'occasion d'y revenir ;
- l'importance du suicide chez les personnes âgées et en particulier chez celles de plus de 75 ans pose question. De 1976 à 1987, le nombre de suicidés âgés de plus de 55 ans est passé de 2 609 à 3 689 pour les hommes et de 1 274 à 1 852 pour les femmes soit des augmentations respectives de 41 % et 45 %. Le tableau suivant illustre de manière évidente la réalité du phénomène du suicide chez les hommes âgés de plus de 75 ans.

55 - 64 ans		65-74 ans		75-84 ans		+ de 85 ans	
H	F	H	F	H	F	H	F
43,9	19,3	54,9	23,5	106,9	29,5	144,2	27,2

(Source : INSERM (Chiffres de 1987) - Taux pour 100 000)

Il est de fait que la France détient un record au sein des pays de la CEE pour les taux de suicide des hommes âgés de plus de 75 ans. La situation est identique pour les femmes de cet âge mais à un niveau beaucoup plus faible.

Toutefois, ainsi que le relève Josiane ANDRIAN (2), si le suicide du vieillard arrive en première place par ordre de fréquence selon l'âge, il n'en constitue pas moins une part minime des décès enregistrés à ce stade de la vie. A 55 ans, il ne représente que 1,6 % des décès masculins, 1,1 % à 75 ans et plus, alors qu'à ces âges les décès dus aux

1. DGS : Direction Générale de la Santé.

maladies de l'appareil circulatoire en représentent 41,5 %, les tumeurs 22,5 % et les maladies de l'appareil respiratoire 2,8 %. Cette situation explique peut-être le peu d'intérêt porté à ce comportement par les médias, à l'exception toutefois de la presse médicale. Les pouvoirs publics quant à eux restent très discrets sur ce sujet.

b) Prédominance masculine nette

Les hommes meurent beaucoup plus par suicide que les femmes. Faut-il y voir l'incidence des moyens utilisés pour se donner la mort ? L'homme privilégie les moyens mécaniques et traumatiques (comme la pendaison, l'arme à feu, la défenestration) alors que la femme choisit plutôt des moyens aux effets plus incertains et tout particulièrement l'intoxication médicamenteuse.

Répartition des décès par suicide suivant le mode - 1987

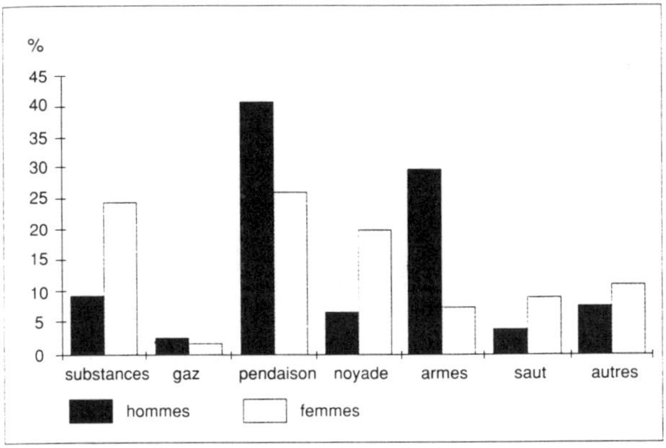

(Source : Ministère des Affaires sociales)

c) Rôle de l'état matrimonial

L'état matrimonial des personnes n'est pas sans incidences sur la mortalité par suicide ainsi que le constatait déjà DURKHEIM, ce qui lui avait fait énoncer un principe simple : « la famille protège ».

Suicide selon le sexe, l'âge et l'état matrimonial en 1990

(taux pour 100 000 habitants)

Ages	Hommes				Femmes			
	Célibat.	Mariés	Veufs	Divorc.	Célibat.	Mariés	Veufs	Divorc.
15 - 24	15,8	11,7	-	94,0 *	4,6	3,0	-	-
25 - 34	41,4	21,3	166	66,7	15,1	5,6	29,6	13,8
35 - 44	63,4	28,1	169	71,0 *	23,3	10,0	27,5	21,4
45 - 54	78,4	30,5	87,5	77,3 *	33,8	14,2	26,3	27,4
55 - 64	69,7	31,5	89,1	71,4 *	24,4	16,5	27,8	24,5
65 - 74	103,0	42,2	114,2	52,4 *	16,5	15,6	27,2	28,4
75 - 84	88,3	74,7	185,2	113,0 *	14,7	18,2	30,4	20,7
85 ans et +	96,5	90,0	198,1	126,0 *	18,7	20,4	28,120	36,7
Ensemble	**33,2**	**33,0**	**151,7**	**72,2 ***	**10,5**	**11,7**	**28,5**	**22,4**
55 ans et plus	82,8	43,4	155,0	72,8 *	19,1	16,5	28,7	25,4

(* *non significatif*)

(Source : INSERM)

Les célibataires, les veufs et les divorcés se suicident nettement plus que les personnes mariées et cela quel que soit l'âge ou le lieu de résidence. Toutefois, les statistiques en question ne prennent pas en compte l'union libre, dont on sait qu'elle représente aujourd'hui une part non négligeable dans la vie en couple des personnes.

L'évolution que l'on peut constater pour les divorces est à peu près identique, puisqu'à une période de relative stabilité jusqu'en 1975 correspond, depuis, une augmentation très significative des divorces. De ce fait, les corrélations entre divorce et suicide sont significatives et positives (coefficient de corrélation de 0,94 pour les femmes de 25 à 39 ans).

d) Ruralité et suicide

Alors que DURKHEIM notait que le suicide était, à son époque, un phénomène essentiellement urbain, les constatations pour cette deuxième moitié du XXe siècle semblent exactement inverses.

Taux de suicide par département
1878-1887

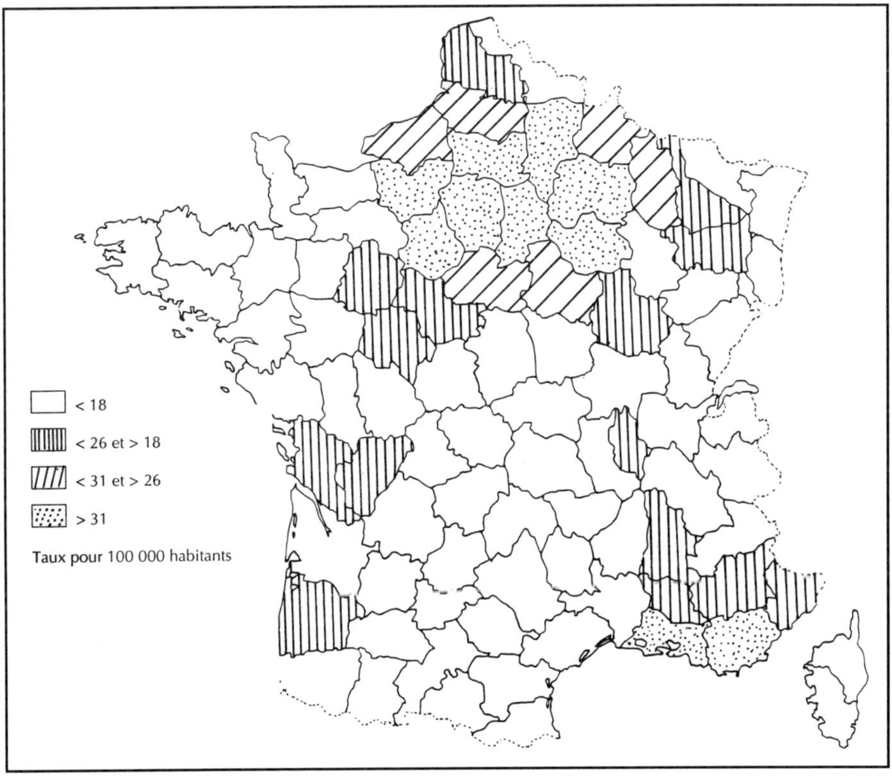

Moyenne nationale : 15,0 pour 100 000
Source : carte tirée de *Le Suicide*, É. Durkheim

Taux de suicide par département
1989

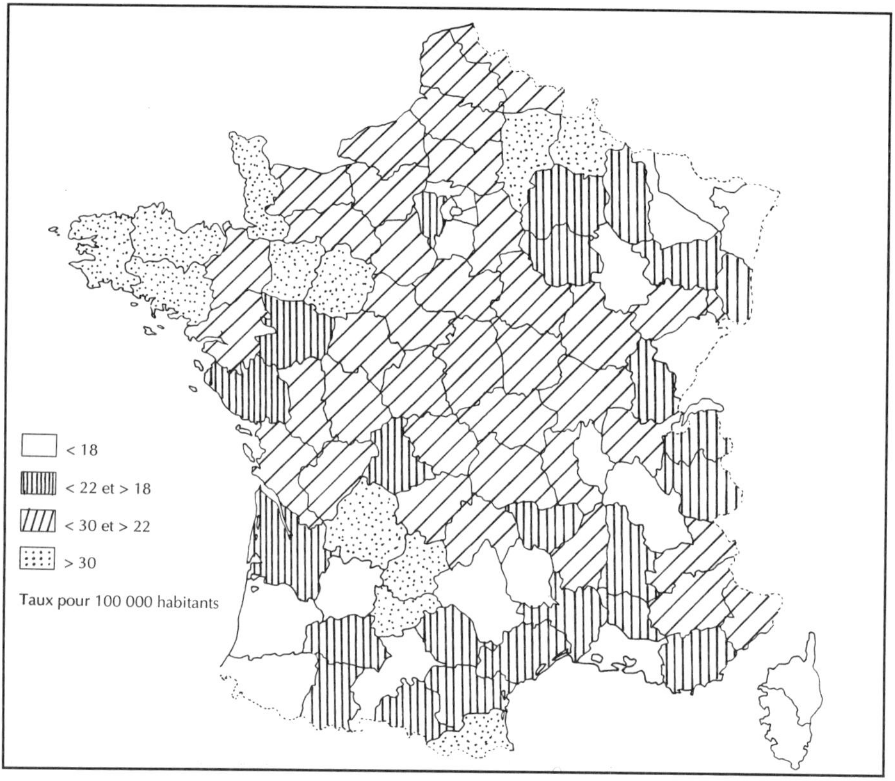

Moyenne nationale : 20,8 pour 100 000
Source INSERM

Taux de suicide (pour 100 000) selon la taille des communes de résidence (1989)

Communes rurales	26,7
2 000 à 5 000 hab.	20,4
50 000 à 200 000 hab.	18,1
200 000 à 2 000 000 hab.	18,1
Paris	11,2

(Source : INSERM)

Nombre de suicides selon la taille des communes de résidence (1986-1990)

	1986	1987	1988	1989	1990
Communes rurales	4 293	4 046	3 842	3 957	3 799
2 000 - 5 000 hab.	851	812	822	744	797
5 001 - 20 000 hab.	1 401	1 412	1 343	1 295	1 308
20 001 - 50 000 hab.	862	909	747	768	799
50 001 - 100 000 hab.	885	804	818	823	809
+ 100 000 hab.	3 091	3 084	2 968	3 031	2 951
Paris	1 098	1 046	1 027	1 042	899
Outre-mer	48	48	32	55	41

(Source : INSERM /CES)

L'exode rural n'est certainement pas étranger à ce retournement de tendance. En effet, nombre de régions voient leur population diminuer et vieillir considérablement et donc augmenter la proportion de ceux qui sont les plus exposés au risque suicidaire (nous avons vu que la propension au suicide croît avec l'âge et que le célibat et l'isolement sont des facteurs de risque). Parallèlement, ainsi que le montrent le tableau et l'histogramme ci-après, l'appartenance socioprofessionnelle semble être un des facteurs sociaux du suicide. Là encore, les agriculteurs comme les salariés agricoles font partie des populations dont le taux de suicide est supérieur à la moyenne. La conjonction de ces facteurs, la distance avec les structures de soin et les nuances qu'il convient d'introduire sur la fiabilité des comptages régionaux, pourraient donc bien expliquer la sur-représentation du milieu rural dans la mortalité par suicide.

On note néanmoins d'importantes disparités régionales : les régions du Nord et du Nord-Ouest sont plus touchées que le Midi et l'Est de la France.

Toutefois, les plus grandes réserves doivent présider à l'analyse de ces chiffres comme nous l'avons déjà souligné plus haut. En effet, dans ses études sur la fiabilité des statistiques régionales, l'INSERM note d'importantes différences entre les taux de décès de causes inconnues ou non déclarées suivant les régions. (Les écarts constatés vont de 1 % à 8 %). En conséquence, la singularité de Paris et de la région parisienne, qui connaît des taux de suicide très bas pourrait être redressée. Cette diversité doit donc inciter à la plus grande prudence dans les comparaisons.

e) Statut professionnel et suicide

L'appartenance à une catégorie sociale déterminée semble constituer, dans certains cas, un facteur de risque suicidaire. La distribution du taux d'incidence du suicide pour les différentes catégories sociales est très proche de ce que l'on observe pour l'ensemble de la mortalité, une situation qui subit peu de variations depuis de nombreuses années.

Nombre de suicides par catégorie socio-professionnelle/âge/sexe (1990)

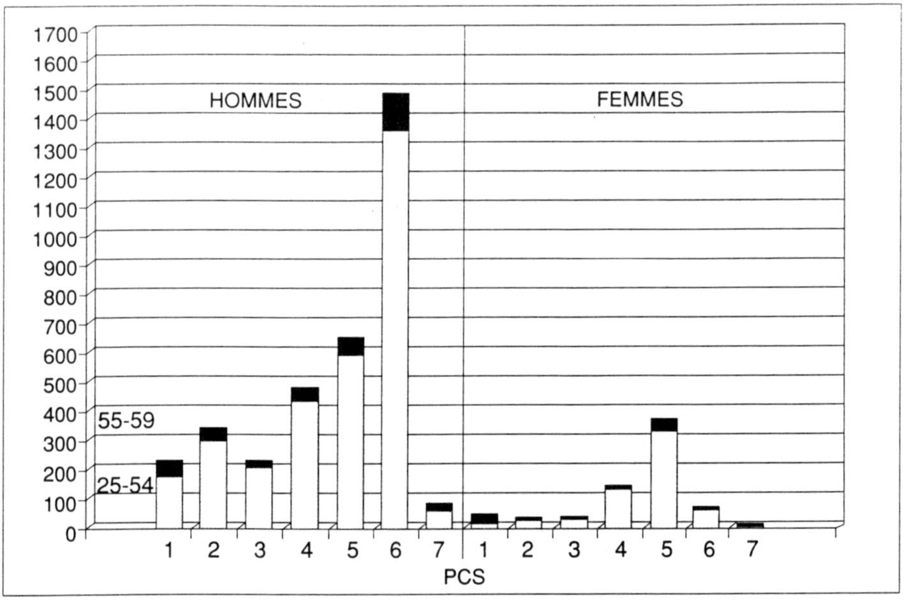

Légende : 1 - Agriculteurs, 2 - Patrons IC, 3 - Cadres supérieurs, 4 - Professions intermédiaires, 5 - Employés, 6 - Ouvriers, 7 - Divers.
(Source : INSEE / CES)

Taux de suicide par PCS/âge/sexe (1987)

	Hommes					Femmes				
	15-24	25-34	35-44	45-54	55-64	15-24	25-34	35-44	45-54	55-64
Agriculteurs	24,5	29,5	27,6	52,0	102,8	5,9	8,5	8,9	19,5	42,3
Patrons IC	6,6	25,3	34,2	34,0	50,8	17,8	4,9	7,6	10,3	19,0
Cadres sup.	32,1	10,0	16,1	18,3	28,2	-	4,5	15,2	7,3	10,7
Prof. int.	8,5	14,1	21,3	19,8	23,8	3,9	8,2	12,9	12,7	8,7
Employé	22,6	39,9	53,8	66,8	97,3	3,5	7,1	10,6	11,1	21,7
Ouvrier	15,8	29,8	39,0	45,8	75,1	3,1	4,5	8,5	14,7	16,0
Autre	13,5	239,9	336,4	219,6	89,6	4,5	18,5	23,6	31,5	21,3
Ensemble	**14.7**	**32,5**	**39,1**	**44,2**	**44,3**	**4,1**	**9,8**	**14,5**	**19,3**	**19,3**

NB : La population est estimée à partir de la répartition par PCS et âge au recensement 1982 actualisée par les données de l'enquête sur la structure des emplois de 1987.

(Source : ministère des Affaires sociales)

Les cadres se suicident moins que les employés et ceux-ci moins encore que les salariés agricoles. Toutefois, nous pourrions souligner, en contrepoint, que certaines professions spécifiques semblent plus touchées que d'autres. Il en va ainsi des médecins et des infirmières (Source INSERM), ainsi que des policiers, selon une étude récente de l'orphelinat de la police. Parallèlement, alors que l'on notait, dans le passé, une sur-suicidité des militaires, leurs taux sont aujourd'hui nettement inférieurs à la moyenne nationale (17,4 pour 100 000 en 1991, source DCSSA[1]).

f) Suicide et religion

Le suicide semble ne pas être sans lien avec la **culture religieuse**. Ainsi, DURKHEIM constatait que les protestants se suicidaient plus que les catholiques et ceux-ci plus que les israélites. Constatation ancienne qu'il est bien difficile de corroborer aujourd'hui, même si des comparaisons internationales, en fonction de la religion dominante, semblent la confirmer (Pays-Bas en particulier).

1. DCSSA : Direction Centrale du Service Santé de l'Armée.

g) Suicide et immigration

Des études menées dans les pays de **forte immigration** font des constatations similaires en ce qui concerne les immigrants. Ceux-ci, à la première génération, connaissent des taux de suicide correspondant à celui du pays d'origine et non pas du pays d'accueil. En France, malgré l'existence de facteurs de risques (célibat, catégorie socioprofessionnelle etc.) les populations immigrées d'Afrique du Nord connaissent des taux de suicide beaucoup plus bas que ceux de la population française d'origine.

h) Suicide et incarcération

Les taux de suicide (et encore plus ceux des tentatives de suicide) sont très importants **en milieu carcéral**[1] (le taux moyen y est de 141,2 pour 100 000). Une sur-suicidité importante qui peut s'expliquer par l'enfermement, la sur-population carcérale, la sur-représentation de groupes à risque mais aussi, par la grande fiabilité des statistiques.

Cette réalité nécessite, malgré le faible nombre absolu de morts par suicide dans les prisons, un regard nouveau et des mesures nouvelles sur cette question.

1.2.3. Variations journalières et saisonnières du taux du suicide

Enfin, le suicide varie en fonction des saisons et des rythmes sociaux qui s'y rattachent, il est faible en hiver, s'accroît considérablement au printemps, pour baisser ensuite. Sa courbe (voir graphiques I et II) est inverse de celle de la mortalité générale.

Saisonnalité récente des suicides (1968-1978)*

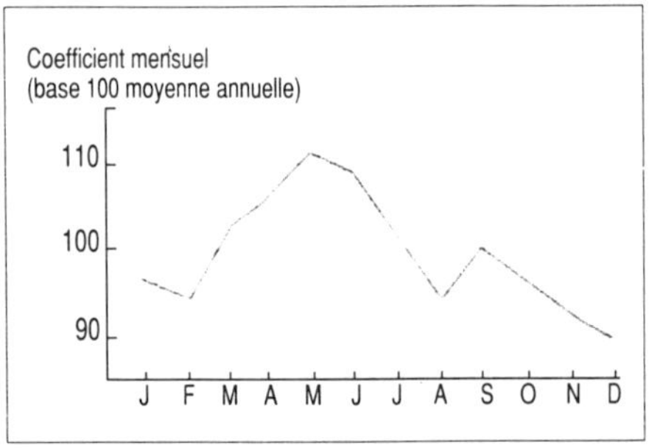

Saisonnalité des décès hors suicides (1968-1978)

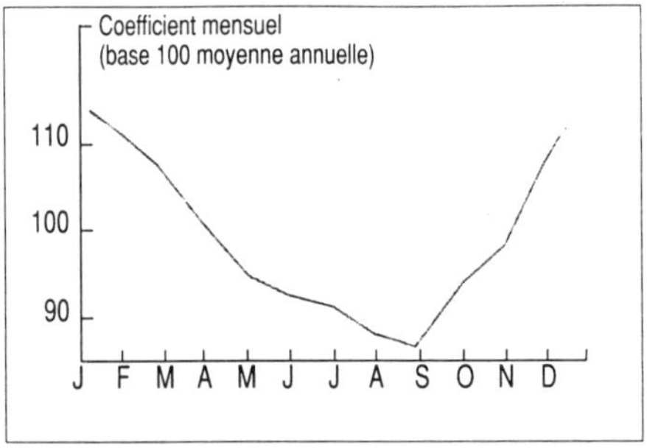

(Source : *"Suicide et rythmes sociaux"*, Economie et statistique n° 168 - juillet-août 1984.)

1. Voir l'étude de N. BOURGOIN (10).

Il est d'ailleurs remarquable de constater que le mois d'août, période de vacances et donc de vie familiale plus intense, connaît les plus faibles taux aujourd'hui alors qu'au début du siècle, société rurale oblige, il correspondait aux plus forts taux de suicide : la période des moissons et donc de vie familiale très faible expliquant et confirmant, à un siècle de distance, la théorie de DURKHEIM : « la famille protège ». Toutefois la diminution du suicide au mois d'août est beaucoup moins accusée chez les personnes âgées et retraitées : à partir de 55 ans, le mois d'août devient de plus en plus un mois comme les autres.

Autre élément relié à l'importance des rythmes sociaux, la prévalence du suicide en fonction des jours de la semaine. Maximale le lundi elle connaît un creux le dimanche (la famille encore). Plus remarquable encore, le mercredi connaît un très faible taux de suicide chez les femmes (la famille toujours !).

1.3. Le suicide dans le monde

Émile DURKHEIM constatait déjà que le phénomène « suicide » connaissait des constantes quel que soit le pays considéré et notamment :

- le suicide y croît partout avec l'âge,
- les hommes se suicident plus que les femmes, les personnes âgées plus que les jeunes,
- les écarts entre pays se maintiennent avec le temps à l'exception notable de l'Angleterre, de l'Écosse et de la Grèce.

Aujourd'hui tous âges confondus la France se situe au 7e rang pour le suicide masculin (au 6e pour le suicide féminin) parmi un échantillon de onze pays proches d'elle sur le plan économique et social. Mais notre pays semble se caractériser par un très fort taux de suicide des personnes âgées. Encore une fois, sur ce point particulier, il convient d'avoir une approche précautionneuse car les études détaillées et comparatives (en regard de l'espérance de vie par exemple) sont fort rares et souvent anciennes.

Les comparaisons internationales se heurtent à deux obstacles qui nous obligent à relativiser les enseignements que nous pourrions en tirer :

- les chiffres donnés à l'OMS par les autorités nationales ne sont pas toujours strictement comparables dans la mesure où les modes de recueil comme les définitions de ce qu'est le suicide peuvent être différentes (en Grande-Bretagne par exemple, les décès sans cause reconnue sont comptabilisés avec le suicide alors que beaucoup de chercheurs s'accordent à considérer, par ailleurs, que les suicides proprement dits y seraient sous-estimés) ;
- les analyses du fait suicidaire sont pauvres ou fort anciennes. Ainsi la dernière étude menée par l'OMS date de 1981 et les tendances récentes, en particulier l'inflexion de la courbe du suicide en France depuis 1985-1986, ne sont pas prises en compte.

1.3.1. La France dans la moyenne...

Le suicide en Europe en 1990

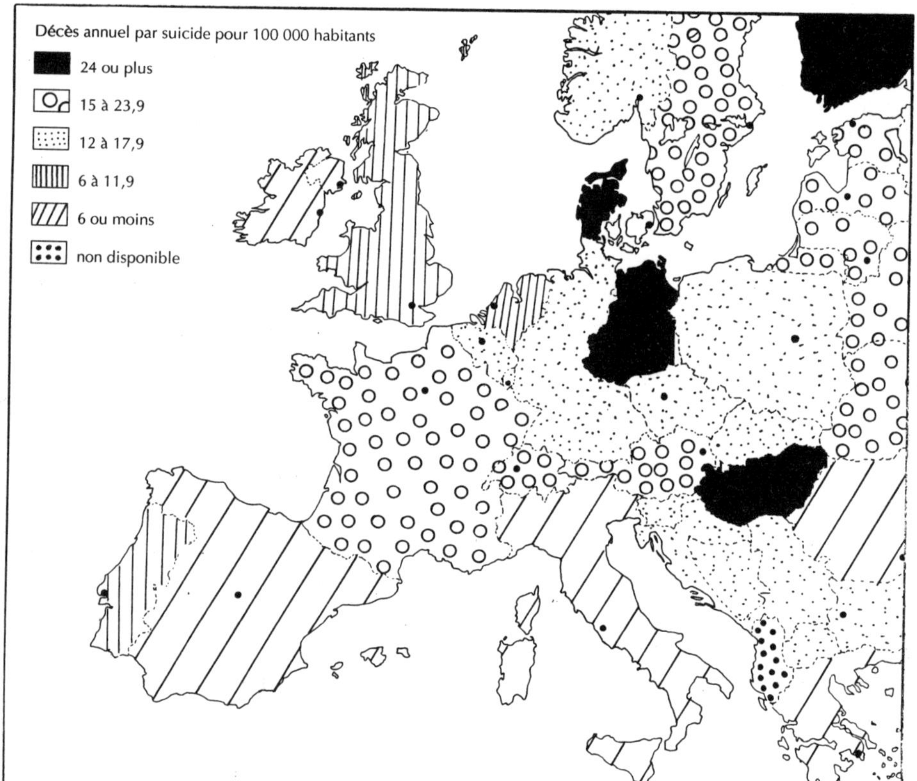

Le suicide en Europe

(Taux pour 100 000 habitants)

	1987	1988	1989	1990	1991
Hongrie	45,1	41,3	41,6	39,9	38,6
Finlande	27,6	28,3	28,5	30,8	29,8
Danemark	27,9	26,0	26,9	24,1	22,4
Autriche	27,3	24,4	24,9	23,6	22,6
Suisse	24,1	22,4	22,8	21,9	22,7
CEI	19,1	19,5	21,0	21,1	-
France	21,9	20,8	20,9	20,1	-
Suède	18,4	18,8	18,6	-	-
Tchécoslovaquie	17,8	17,7	17,7	17,9	-
Luxembourg	20,0	18,5	19,6	17,8	19,9
Japon	19,6	18,7	17,3	16,4	16,1
Allemagne (RDA)	19,0	17,6	16,5	15,8	-
Norvège	15,5	16,8	15,6	15,5	-
Ex-Yougoslavie	17,2	16,2	16,5	15,3	-
Pologne	13,3	12,2	11,3	13,0	13,9
Canada	14,0	13,5	13,3	12,7	-
Etats-Unis	12,7	12,4	12,2	-	-
Pays-Bas	11,0	10,3	10,2	9,7	-
Irlande	6,9	7,5	7,9	9,5	-
Portugal	9,4	8,0	7,2	8,8	9,6
Royaume-Uni	8,1	8,7	7,6	8,1	7,9
Espagne	7,2	7,6	7,7	-	-
Italie	7,9	7,6	7,5	-	-
Grèce	4,1	4,0	3,8	3,5	-

(Source : OMS)

Une analyse de cette carte et des éléments statistiques communiqués par l'Organisation Mondiale de la Santé, fait ressortir quelques constatations intéressantes sur la géographie du suicide :

- on se suicide beaucoup plus en Europe centrale qu'en Scandinavie et au sud de notre continent. Si l'on peut soupçonner l'appareil statistique de certains pays méditerranéens d'être faible, ou que la forte empreinte de la religion amène à freiner ou à cacher le suicide, les tendances générales demeurent même s'il conviendrait certainement de rectifier les chiffres,
- la Suède n'est pas et de loin, (son taux moyen est inférieur à celui de la France) le pays du suicide,
- la Hongrie et la Finlande sont en tête du classement. Si une part du particularisme hongrois peut s'expliquer par un recueil statistique exemplaire (tout décès suspect fait l'objet d'une autopsie), le cas finlandais ne cesse de poser question d'autant que ce pays est aussi en tête pour les taux de mortalité par homicide,
- les États-Unis ne se distinguent en rien de la moyenne des autres pays occidentaux, pas plus d'ailleurs que le Japon (voir tableau ci-dessus).

1.3.2. D'autres pays font mieux que la France

Les comparaisons internationales, nous l'avons dit, ne sont pas toujours des plus pertinentes, soit parce que, malgré l'OMS, le terme de suicide ne recouvre pas toujours les mêmes réalités, soit, peut-être plus souvent encore, en raison des faiblesses des appareils statistiques.

Il n'en reste pas moins qu'un pays suscite bien des interrogations : l'Angleterre. Les taux de suicide y sont très bas depuis de très nombreuses années et cela quelles que soient les catégories étudiées (en 1991 taux de suicide de 7,9 pour 100 000 contre 20 en France soit plus de deux fois inférieur). Mieux même, alors que tous les pays d'Europe connaissaient une augmentation de leurs taux de suicide entre 1970 et 1985, en Angleterre, mais aussi au Pays de Galles, ils baissaient considérablement (- 35 % entre 1970 et 1975).

Il va de soi qu'un phénomène aussi marquant ne pouvait que générer de nombreuses études pour chercher à le comprendre. Les tentatives d'explications ne manquent pas, des plus sérieuses aux plus anecdotiques. On a ainsi mis en avant successivement : l'organisation du système de santé anglais (NHS) qui fait du généraliste un passage obligé et un agent de prévention essentiel ; la baisse de la teneur en CO du gaz de ménage qui était, là-bas, le moyen le plus couramment utilisé par les suicidés ; le système de distribution du médicament à l'unité ; la présence de services de « Samaritans », association particulièrement puissante prenant en charge l'écoute et le suivi des suicidants.

Mais les Pays-Bas, entourés de pays où le taux de suicide est important (France, Belgique, Allemagne, Danemark) se singularisent eux aussi, bien que dans une mesure moindre (en 1990 le taux de suicide y était de 9,7 pour 100 000 soit de deux fois inférieur au nôtre). L'élaboration puis la mise en œuvre de politiques de prévention primaire (information générale, sensibilisation), secondaire (suivi des groupes à risques…) et tertiaire (accompagnement et suivi des suicidants) dynamiques semblent, pour une part non négligeable, expliquer cette situation plus favorable (mais dans ce pays on serait prêt à accepter le « suicide médicalement assisté » !).

Enfin, la Grèce qui, comme nous, constatait un taux anormalement élevé de suicides chez les personnes âgées, a mis en œuvre un programme spécial visant à rompre l'isolement des groupes âgés à risques avec l'assistance de l'entourage social et a vu ses taux baisser, dans cette catégorie.

* * *

Cette approche sociologique des morts par suicide réalisée avec les outils épidémiologiques les plus modernes confirme pour une grande part ce que DURKHEIM avait observé il y a maintenant un siècle : le suicide, fait personnel par essence, s'inscrit bien dans une réalité sociale, il en traduit même — par sa variation de taux selon les périodes — la cohésion d'ensemble.

2. Les tentatives de suicide

La statistique médicale concernant les morts par suicide, bien qu'incomplète, fournit une évaluation annuelle fiable des tendances et évolutions du phénomène suicide.

En revanche, pour les **tentatives de suicide**, dont en plus la définition peut être sujette à controverse, nous ne disposons pas d'enregistrement de cette nature : elles ne sont appréhendées qu'au travers d'enquêtes de périodicité variable, effectuées dans des services hospitaliers d'urgence ou spécialisés recevant des suicidants.

De plus, ces enquêtes auprès des services hospitaliers n'appréhendent pas toutes les tentatives de suicide hospitalisées : souvent les cas « légers » ne passent que quelques heures voire moins aux urgences et échappent aux statistiques, sans compter de nombreuses tentatives, probablement peu graves (du strict point de vue somatique), qui n'aboutissent jamais à l'hôpital et sont prises en charge uniquement par les généralistes.

Notons qu'en Grande-Bretagne ou aux Pays-Bas on évalue de 20 à 30 % de l'ensemble la proportion de tentatives de suicide qui sont ainsi traitées en ambulatoire. Proportion plutôt confirmée par certaines études partielles réalisées en France.

Or les spécialistes sont unanimes à reconnaître que l'intention suicidaire n'est pas forcément liée à la gravité des lésions physiques.

Malgré ces difficultés qui rendent nécessairement imparfaites nos connaissances, nous disposons d'un outil épidémiologique utile.

Les caractéristiques socio-démographiques sur les tentatives de suicide développées ci-dessous proviennent principalement de l'analyse de deux enquêtes :

- La première fut menée en 1980 dans deux régions françaises : l'agglomération urbaine de Lyon et le département du Bas-Rhin, en collaboration avec l'ensemble des services hospitaliers, publics et privés. Elle a analysé toutes les admissions pour tentatives de suicide durant l'année dans ces deux régions, soit 3 252 tentatives de suicide comprenant 33 % d'hommes et 67 % de femmes de plus de 15 ans. Aucune étude épidémiologique approfondie n'a été réalisée depuis, permettant de mieux cerner les tentatives de suicide.

– La seconde, plus générale, est l'enquête nationale de morbidité hospitalière du service statistique du ministère des Affaires sociales, effectuée de 1985 à 1987.

C'est à partir d'une extrapolation de ces enquêtes que l'on estime le nombre des tentatives de suicide à 8 ou 10 fois plus que celui des morts par suicide soit 120 000.

Cette estimation, très généralement reprise, ne tient évidemment pas compte des évolutions les plus récentes portant ce nombre à 150 000 qui semblent se dessiner au travers d'enquêtes partielles et qui, elles-mêmes, n'échappent pas à certaines contradictions puisqu'elles font état soit d'une augmentation importante des tentatives de suicide dans toute l'Europe (OMS) soit, au contraire, d'une forte sur-estimation de ce phénomène.

2.1. Caractéristiques socio-démographiques

Les difficultés d'analyse liées à la taille des échantillons, à la disparité des méthodes d'enquête, à celle des équipes et à la périodicité très inconstante de ces travaux doivent conduire à la plus grande prudence dès qu'il s'agit d'étudier les caractéristiques socio-démographiques de la tentative de suicide. Ceci dit, le sérieux de ces études, même partielles et le fait qu'elles soient très généralement corroborées par des travaux similaires menés à l'étranger nous permettent d'avancer quelques éléments :

2.1.1. Influence du sexe et de l'âge

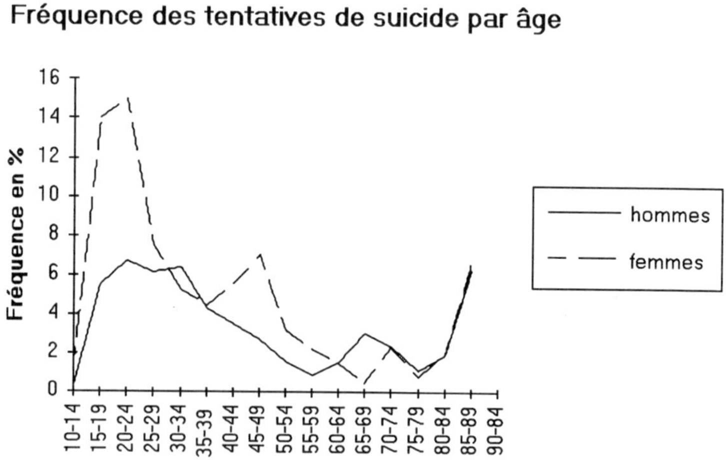

De ce tableau il ressort :

- deux tentatives de suicide sur trois sont le fait de femmes alors que plus de deux morts par suicide sur trois sont des hommes ;
- les taux les plus élevés de tentatives de suicide s'observent entre 15 et 35 ans pour les hommes, avec une décroissance rapide ensuite. Les taux féminins, toujours plus élevés, ne diminuent sensiblement qu'après 35 ans. Des données comparables sont observées en Europe ;
- le faible taux de tentatives de suicide chez les personnes âgées (surtout rapporté à celui des morts).

Contrairement aux jeunes, les personnes âgées survivent bien plus rarement à leur geste. Cela tient sans doute au choix du moyen utilisé par les plus de 55 ans pour mettre fin à leurs jours : pendaisons pour près de la moitié des hommes comme des femmes, suivies par les armes à feu pour les hommes et les noyades pour les femmes, les empoisonnements étant plus rares.

On doit évoquer également les significations spécifiques de la tentative de suicide chez l'adolescent (voir 2e partie, chapitre 1).

Le tableau ci-dessous met bien en évidence les différences entre morts par suicide et tentatives de suicide selon l'âge dans chaque sexe et tout particulièrement pour le sexe féminin.

Nombre de tentatives de suicide pour un suicide selon le sexe et l'âge

Age	Sexe masculin	Sexe féminin
15-24 ans	22	160
25-34 ans	12	75
35-44 ans	10	83
45-54 ans	2	13
55-64 ans	1,2	13
65 ans et plus	1,0	3
Tous âges >15 ans	6	29

(Source : F. Davidson, A. Philippe, *Suicide et tentative de suicide aujourd'hui.*)

Si à 15-24 ans on enregistre 22 tentatives pour un suicide masculin et 160 tentatives pour un suicide féminin, au-delà de 65 ans les rapports sont d'une tentative pour un suicide masculin et de trois tentatives pour un suicide féminin.

Les recherches sur les tentatives de suicide des personnes âgées sont peu développées. Quelques études réalisées par l'INSERM ont repéré, chez les suicidants de plus de 55 ans, un nombre d'hospitalisations antérieures pour accident plus fréquentes ;

l'alcoolisme est aussi une donnée souvent retrouvée. Dans un rapport du Conseil Économique et Social sur « les activités d'utilité sociale des retraités et des personnes âgées », la déstabilisation psychologique induite par une mise à la retraite brutale a été évoquée. Une telle situation, plus particulièrement mal vécue par les hommes, peut renforcer une certaine marginalisation sociale. Par ailleurs, on dénombre parmi eux des veufs, des divorcés, des hommes mariés de condition très modeste, de bas niveau professionnel, ayant des problèmes d'invalidité. Quant aux femmes, elles sont, dans la plupart des cas, sans enfant, récemment veuves ou vivant avec d'autres personnes que leur famille.

Chez certains sujets, au-delà de 65 ans, explique le Dr NAVARRE[1] :

> La crise psychologique liée au vieillissement, l'altération de l'identité sociale, la perte de statut professionnel et les diminutions des possibilités d'adaptation entraînent une recherche volontaire de l'échéance finale rapide qui abrégerait la décrépitude, la déchéance, la maladie et la souffrance.

Par ailleurs de nombreux spécialistes ont constaté que la perte du conjoint constitue un des traumatismes les plus sévères auxquels est exposée la personne âgée. Le risque le plus élevé se situerait dans la première année qui suit le décès du conjoint. Selon D. GALLAGHER[2] qui a étudié le phénomène au Royaume-Uni, 2,5 % des veufs font une tentative de suicide, le veuvage étant particulièrement mal supporté par les hommes après 75 ans.

2.1.2. Autres caractéristiques

a) Contrairement aux morts par suicide, les tentatives de suicide apparaissent plus comme un phénomène **urbain** que rural.

b) Deux variables sociales — catégories socio-professionnelles et statut matrimonial — sont corrélées de façon semblable pour la mort par suicide et la tentative de suicide : incidence plus élevée chez les personnes veuves, divorcées et célibataires et dans les catégories ouvriers et employés.

1. Audition au Conseil Économique et Social (11).
2. *Id.*

Répartition par catégorie socio-professionnelle du malade des hospitalisations consécutives à une tentative de suicide

France métropolitaine. Hôpitaux généraux publics 1985

Catégorie socio-professionnelle du malade	Répartition en pourcentage			Effectif observé	Taux de fémi-nisation (%)
	Sexe masculin	Sexe féminin	Les deux sexes		
Actifs	23,7	30,2	53,9	364	56,0
dont : employés	3,0	13,3	16,3	110	81,3
ouvriers	13,6	7,0	20,6	139	33,8
Retraités	2,8	3,6	6,4	43	55,8
Inactifs divers (autres que retraités)	9,5	26,6	36,1	244	73,8
Activité et CSP non précisées	1,6	2,0	3,6	24	54,2
Total	37,6	62,4	100,0	675	62,4

Nota : il s'agit là d'un taux brut et non de taux rapportés à la population active.
(Source : Ministère des Affaires sociales, *Solidarité, santé, études statistiques* n° 1, 1988).

Pour sa part, l'enquête DAVIDSON-PHILIPPE (14) a révélé que si les taux de tentatives de suicide sont, à tous âges, maximum pour les personnes ayant les niveaux d'études les plus bas, celles ayant les niveaux les plus élevés ne sont pas, *mutatis mutandis*, les plus épargnées. C'est dans la population de niveau intermédiaire que le taux de tentatives de suicide est le plus faible et cela est particulièrement net pour les femmes.

c) Le mode suicidaire

L'exploitation des données sur les diagnostics indique que la très grande majorité des tentatives de suicides (86 %) sont des intoxications médicamenteuses en particulier avec des tranquillisants (50 %) — moyen aléatoire qui peut expliquer le non aboutissement fatal du geste — les femmes recourant encore plus souvent que les hommes à cette modalité (90 % contre 80 %).

La phlébotomie (incision des veines) apparaît également comme un moyen fréquent — surtout chez les adolescents — et cela quel que soit le sexe. Elle est souvent considérée comme peu grave du point de vue somatique et, très généralement traitée en chirurgie, la sollicitude médicale est plus faible, l'hospitalisation rare et donc, par voie de conséquence, la surveillance et le suivi. Ce geste souvent qualifié de « petite coupure » bénéficie rarement d'une prise en charge psychologique. Nous reviendrons dans le prochain paragraphe sur la nécessaire sensibilisation des médecins hospitaliers, notamment dans les services d'urgence, au problème du suicide indépendamment de tout danger physique immédiat.

d) Un geste souvent répété

La proportion de répétitions est de 43 % pour les sujets de tous âges (avec toujours le maintien d'un écart masculin-féminin : 39 % parmi les hommes, 45 % parmi les femmes) et de 37 % pour les 15-24 ans. Notons que pour 56 % des récidivistes (63 % des récidivistes jeunes) le délai entre deux tentatives n'excède pas un an.

C'est ainsi que les médecins et l'ensemble des personnels qui reçoivent dans les services de réanimation des suicidants sont conduits à dire qu'il ne faut jamais banaliser cet acte :

> Il ne faut jamais préjuger la gravité d'un acte en fonction du type de produit et du nombre de comprimés ingérés. Il n'y a pas de corrélation entre la gravité de la tentative de suicide et le mode de suicide... nous sommes relativement impuissants devant les difficultés de la vie, les problèmes d'insertion ou la perte de projection sur l'avenir mais en revanche nous pouvons exercer une prévention et une surveillance pour empêcher la récidive.

D'autant que le risque physique augmente avec la répétition, ce qui constitue un facteur important de morbidité : risque de séquelles, hospitalisations plus longues, soins plus importants du point de vue somatique.

e) Un groupe à risque : les adolescents et adultes jeunes

Les adolescents et adultes jeunes ayant effectué une tentative de suicide se différencient nettement de la population générale du même âge par diverses caractéristiques socio-démographiques : la répartition par sexe (sur-représentation féminine), le statut matrimonial (moins de sujets mariés, plus de divorcés et de personnes vivant seules), le niveau d'instruction (sous-représentation des niveaux élevés).

Pour les adolescents, les perturbations du milieu familial sont très fréquentes (séparation ou pathologie de l'entourage). Les observations de F. DAVIDSON & A. PHILIPPE (14) ont montré par ailleurs que 40 % à 70 % des jeunes adultes (25-35 ans) étaient atteints de troubles mentaux plus ou moins graves. Une telle pathologie est moins souvent constatée chez les adolescents et les moins de 24 ans. Le docteur POMMEREAU[1] signale (à partir de l'observation de quelque 1 800 suicidants admis chaque année dans le service de réanimation du CHR de Bordeaux dont 500 dans le groupe d'âge 15-24 ans), que 60 % de ces derniers ne présentent aucun trouble mental patent : il s'agit seulement de personnes fragilisées répondant par leur geste à une situation vitale difficile. Pour d'autres intervenants, tel le Professeur VÉDRINNE[2], la proportion de ceux, dans ce groupe d'âge, qui ne présentent aucun trouble mental serait même de 80 %.

F. DAVIDSON & A. PHILIPPE (14) ont aussi remarqué un taux particulièrement élevé de tentatives de suicide chez les jeunes filles d'origine maghrébine en fin de scolarité.

---

1. X. POMMEREAU : Unité médico-psychologique de l'adolescent et du jeune adulte, CHR de Bordeaux - Audition au CES (11).
2. J. VÉDRINNE : Professeur Médecine Légale CHU de Lyon - Audition au CES (11).

Une sur-représentation qui concerne essentiellement les moins de 20 ans et qui pourrait s'expliquer, mais là encore il convient d'être prudent, par un conflit de génération exacerbé par le choc des cultures.

L'analyse, de manière approfondie, de 636 tentatives de suicide d'hommes et de femmes âgées de 20 à 25 ans a amené DAVIDSON & PHILIPPE (14) à en proposer une typologie :

Le groupe 1 (20 % de la population étudiée - 62 % de sexe masculin) présente des pathologies sociales et mentales lourdes et intriquées : chômage, isolement, délinquance souvent associée, hérédité familiale de pathologies mentales ou d'alcoolisme ainsi qu'un taux important (70 %) de tentatives antérieures.

Le groupe 2 (20 % de la population étudiée, 50 % de sexe masculin, 96 % de célibataires vivant chez leurs parents) comprend des sujets sans problèmes sociaux (ni chômage, ni problème professionnel et niveau d'études assez élevé) ou familiaux mais marqués sur le plan psychopathologique : personnalité fragile et tentative de suicide fréquemment liée à un échec sentimental.

Le groupe 3 (31 % du total, 1/3 d'hommes, 14 % d'étrangers) apparaît comme un groupe socialement défavorisé, marqué par l'isolement, la dépression et l'usage d'alcool.

Le groupe 4 enfin (29 % de la population, 82 % de sexe féminin, 96 % de mariés, niveau d'instruction bas ou moyen) est caractérisé par des difficultés conjugales et relationnelles. La tentative de suicide est presque uniquement médicamenteuse et traduit l'expression d'un trouble mental dans 40 % des cas.

Des analyses épidémiologiques fines de ce type apportent des éléments précieux sur la connaissance des facteurs de risques et peuvent permettre de construire et de cibler une véritable politique de prévention. Il faudrait qu'elles soient plus nombreuses et surtout plus régulières.

Dans toutes ces situations, quels que soient le sexe, la classe d'âge ou la catégorie socio-professionnelle, un élément revient constamment, celui de la **perte de repères**, autant dans la réalité du sujet que dans le vécu qu'il en a. Ainsi, on retrouve la « problématique anomique » évoquée par DURKHEIM pour les morts par suicide : le deuil, l'abandon, l'échec à un examen, les difficultés matérielles de tous ordres, les ruptures sentimentales… sont fréquemment évoqués par ceux qui échappent à leur geste.

2.2. Les facteurs de risque suicidaire

Par l'analyse précise de cohortes de suicidants, il a été possible de repérer des facteurs personnels, sociaux et familiaux augmentant le risque suicidaire.

2.2.1. Les facteurs médicaux personnels

Concernant les adolescents suicidaires M. CHOQUET (13), épidémiologiste à l'INSERM, a observé que comparés à une population lycéenne témoin, les jeunes qui ont fait une tentative de suicide sont plus souvent en mauvaise santé (40 % contre 11 %) ont eu plus de graves maladies (29 % contre 14 %) ont été hospitalisés plus souvent (36 % contre 14 %) se disent plus fatigués (49 % contre 12 %) ont plus de problèmes de sommeil (27 % contre 4 %) et prennent plus volontiers des médicaments contre la nervosité ou l'insomnie (48 % contre 12 %). Cette consommation de médicaments est le plus généralement consécutive à une prescription et dans 8 cas sur 10, c'est un médicament prescrit à l'intéressé qui est utilisé dans sa tentative de suicide. Par ailleurs, plus de la moitié des suicidants ont consulté un médecin dans la quinzaine qui a précédé leur tentative. Une donnée vérifiée dans tous les pays où de telles études ont été menées et qui s'accompagne souvent de signaux à l'entourage (on en a parlé à un ami, on l'a dit crûment lors d'une crise avec un parent...) qui, trop souvent, n'ont été ni entendus ni compris. Il importe certainement d'améliorer la sensibilisation des médecins, à l'occasion d'une telle consultation, au repérage des difficultés et du mal être de l'adolescent et du jeune adulte.

En outre, les adolescents suicidaires fument plus régulièrement, boivent plus d'alcool et ont plus souvent essayé une drogue illicite (47 % contre 12 %). Les troubles des conduites alimentaires (anorexie, boulimie) sont également fréquemment associés, de même que les fugues qui apparaissent comme un symptôme d'alarme — précédant souvent d'autres troubles du comportement — systématiquement retrouvé dans toutes les études ponctuelles sur des populations d'adolescents ayant effectué des tentatives de suicide.

Pour les personnes âgées, outre les atteintes physiques et les souffrances psychologiques en résultant, la tentative de suicide est très fréquemment l'aboutissement d'une situation de désespérance qui entraîne un état dépressif. La dépression de la personne âgée reste parfois difficile à repérer, à diagnostiquer, elle serait selon beaucoup d'auteurs sous évaluée.

2.2.2. Les facteurs familiaux

Nous avons déjà souligné l'influence défavorable du décès récent d'un proche parent et en particulier le facteur très défavorisant que représente le veuvage surtout pour un homme de plus de 75 ans mais, on retrouve aussi les antécédents familiaux de suicide, d'alcoolisme ou de maladie mentale.

Toutes les situations de rupture familiale créent un risque : deuil, séparation, divorce, de même que les événements traumatisants : inceste... A ce propos, il faut souligner l'importance de telles agressions sexuelles et du non dit qui les accompagne trop souvent. Elles se traduisent par une somatisation qui masque, au premier abord, la cause (ou une des causes) réelle de beaucoup de tentatives de suicide.

Les jeunes suicidants relatent plus de relations intra-familiales perturbées soit dans le sens d'une absence de relations (placement durant l'enfance ou manque d'intérêt des parents) soit, au contraire, d'un excès d'intérêt (autoritarisme, surprotection). Apparaissent comme particulièrement vulnérables les jeunes qui ont déménagé fréquemment, qui ont des difficultés scolaires ou qui sont sortis de la scolarité et qui ont un faible niveau socio-culturel, participent peu à des activités culturelles ou sportives. Lorsque la famille est perturbée par la maladie d'un des parents, une hospitalisation ou lorsque la famille est séparée, le risque augmente également. D'après M. CHOQUET (13) ces situations de rupture de contacts sociaux, amicaux et familiaux présentent le plus de risques pour les filles entre 15 et 19 ans et les garçons entre 20 et 24 ans. Le docteur OUALID[1] Président de l'association « Impasse et devenir » spécialisée dans la prise en charge des adolescents suicidants, cerne le même profil : la grande majorité d'entre eux n'ont aucune pathologie mentale avérée mais souffrent avant tout d'une perte de repères familiaux (perturbations affectives et relationnelles) phénomène commun quelle que soit leur catégorie socio-professionnelle.

C'est d'ailleurs l'absence de structure de traitement adaptée à ces difficultés psychosociales et le refus par les intéressés comme par les thérapeutes d'une psychiatrisation injustifiée, qui a conduit à la mise en place d'unités psychosociales ou de quelques centres spécialisés encore expérimentaux, pour la prise en charge des suicidants, principalement des jeunes.

2.2.3. Les facteurs sociaux

L'isolement, qu'il soit relationnel ou social, joue un rôle défavorable incontestable même s'il revêt des caractéristiques différentes selon l'âge. Ainsi les adolescents qui font des tentatives de suicide sont rarement des solitaires mais ils ressentent en revanche, au sein même de leur famille, d'intenses sentiments d'isolement affectif et moral. Comme l'a observé le Dr Xavier POMMEREAU :

> [...] les déceptions sentimentales, les ruptures relationnelles, les situations d'échec scolaire ou professionnel représentent autant de circonstances apparemment déclenchantes, en réalité sous-tendues par une dynamique familiale où communication et étayage sont pauvres ou absents.

Dans le groupe d'âge 25-35 ans ce seront davantage les problèmes d'insertion sociale et les difficultés professionnelles qui seront déterminants. Pour les plus de 65 ans enfin, l'augmentation de l'espérance de vie ne conduit pas toujours à un état de mieux-être et le grand âge, pour de multiples raisons, est souvent synonyme d'isolement, de placement en institutions, de marginalisation sociale et familiale, autant de facteurs prédisposant à une certaine désespérance.

* * *

Aucun facteur de risque ne peut être considéré, à lui seul, comme explicatif d'une tentative de suicide. Tout au plus peut-on souligner, mais il n'y a rien là qui aille à l'encontre de ce que disait déjà DURKHEIM, que les facteurs psychologiques personnels (et parmi eux les relations intra-familiales) et certains facteurs sociaux défavorables y ont une importance particulière.

C'est manifestement lorsqu'existe un **cumul des facteurs de risques** que la tentation du geste suicidaire augmente. Les travaux de M. CHOQUET (13) ont ainsi révélé qu'un cumul de trois de ces facteurs pouvait entraîner un risque sept fois supérieur et cela est encore plus vrai lors d'une répétition du geste.

Des études prospectives, notamment scandinaves, ont enfin montré que les suicidants ont une mortalité générale beaucoup plus élevée, plus de pensions

1. Audition au Conseil Économique et Social (11).

d'invalidité, plus de semaines d'arrêt maladie par an que le reste de la population, aussi bien pour des raisons somatiques que psychiques.

La tentative de suicide n'apparaît donc pas seulement comme un acte à caractère immédiatement tragique mais aussi comme le révélateur de problèmes durables pour la santé physique et mentale du sujet, qu'il faudra savoir prendre en charge pour en éviter les effets.

DEUXIÈME PARTIE

LE SUICIDE, FAIT HUMAIN ET PERSONNEL

CHAPITRE 1
LES SUICIDANTS

1. Comprendre le geste suicidaire

On ne peut prétendre aider un suicidant sans avoir compris au préalable quel sens il a pu donner à son geste mais aussi ce que ce geste peut révéler en lui de souffrances personnelles, voire de troubles psychologiques.

Avant toute prise en charge, il sera donc nécessaire d'établir un diagnostic de l'état de la personne et de sa situation relationnelle et sociale.

1.1. Suicide et psycho-pathologie

Depuis Esquirol, l'approche clinique du suicide et singulièrement des tentatives de suicide a largement évolué et il est maintenant admis que beaucoup de gestes suicidaires, qu'ils provoquent ou non la mort de l'auteur, ne sont liés à aucune pathologie mentale spécifique.

Ainsi la plupart des auteurs, cliniciens psychiatres, considèrent que 20 à 40 % seulement des gestes suicidaires seraient le fait de personnes présentant des troubles psychologiques plus ou moins graves et avérés. Parfois d'ailleurs, le suicide constitue le premier signe repérable du trouble psychiatrique, il est alors « le mode d'entrée » dans la maladie.

Les affections mentales cependant comportent pour beaucoup d'entre elles un risque suicidaire, c'est pourquoi il est particulièrement important d'en faire le diagnostic de façon à orienter la prise en charge et le traitement.

Il est ainsi possible de dresser à la suite de P. MORON (30) le tableau des états psychopathologiques le plus couramment rencontrés :

1.1.1. Les états dépressifs

a) La mélancolie sous toutes ses formes et à tous ses stades : la douleur morale, la culpabilité, l'auto-accusation, l'inhibition interdisant toute décharge dirigée vers l'extérieur forment le creuset où pourra s'élaborer l'idée de suicide. La tentative peut marquer le début de l'accès. Dans les formes anxieuses et stuporeuses, on la retrouve surtout à l'acmé. Il peut s'agir d'un raptus brutal mettant en œuvre les moyens les plus violents.

Plus redoutable est le suicide longuement prémédité, soigneusement dissimulé, accompli parfois avec une certaine sérénité, et qui traduit le désir de mort du mélancolique.

Il faut signaler enfin la fréquence des équivalents suicides chez le mélancolique : refus de traitements ou d'aliments, auto-mutilation.

Le dramatique suicide collectif, qualifié parfois « d'altruiste » car le malade veut entraîner les siens dans une mort « protectrice » du fardeau de l'existence et des menaces de cataclysmes... l'auteur parfois échappe à son geste et se posera alors la difficile question de sa responsabilité pénale concernant le meurtre de ses proches et celle tout aussi délicate de sa prise en charge.

A noter enfin la possibilité d'une levée d'inhibition lors de la normalisation de l'humeur et de la reprise de l'activité — pouvant favoriser le passage à l'acte suicidaire — liée à la prescription de médications thymo-analeptiques (anti-dépresseur) qu'il faut donc manier avec prudence.

b) Les états dépressifs réactionnels, à la suite d'un événement douloureux : le suicide apparaît ici plutôt comme un appel à l'aide ou un désir de « repos provisoire ».

c) Les états dépressifs névrotiques : ils marquent la décompensation d'un état névrotique jusque-là bien toléré. Le passage à l'acte est fonction de la structuration des défenses. Les velléités peuvent rester du domaine de l'obsession-suicide. Certains facteurs d'identification ou d'imitation peuvent favoriser pourtant le passage à l'acte.

L'ensemble de ces états dépressifs, parfois masqués, nécessite donc une grande vigilance, c'est-à-dire une bonne connaissance de la part des praticiens — et d'abord des généralistes consultés parfois par les patients pour des prétextes apparemment bénins, au début de leurs troubles.

1.1.2. La schizophrénie

La fréquence des réactions auto-agressives chez le schizophrène en font souvent le premier signe d'entrée dans la maladie. Il confronte alors le sujet (mais aussi sa famille) à sa pathologie soudainement révélée et particulièrement lourde et difficile à accepter, puis à prendre en charge.

En cours d'évolution, la tentative de suicide peut signer un épisode anxieux, rompre impulsivement un accès catatonique, s'inscrire dans le cadre d'un délire paranoïde.

La tentative de suicide n'est pas rare non plus chez le schizophrène apparemment stabilisé qui réagit par le suicide aux difficultés d'une réadaptation sociale, ou en conflit avec son entourage y compris ses thérapeutes : il faut savoir en tenir compte dans sa prise en charge.

1.1.3. Les névroses

En dehors des états dépressifs névrotiques, déjà cités, on peut observer une conduite suicidaire chez tout névrosé :

- Dans la psycho-névrose obsessionnelle, il s'agit de l'obsession du suicide ; le passage à l'acte est peu fréquent, mais il peut être l'aboutissement d'une lutte inefficace contre la pulsion.
- Dans l'hystérie, le suicide théâtral est souvent la réponse à une sensibilité toute particulière aux frustrations et prend la signification d'une véritable quête affective. Quête à laquelle il est souvent difficile de répondre tellement elle est absolue, ce qui explique la répétition fréquente du geste.

- Dans la névrose phobique, lorsque le sommeil est impossible, l'expression du désir de mort n'est souvent que l'expression du désir de dormir.
- Dans les névroses de caractère, le sujet perpétuel anxieux, éternel frustré, toujours dévalorisé, réagit assez souvent impulsivement.

1.1.4. Les toxicomanies

Le geste suicidaire peut se rencontrer chez le toxicomane exprimant soit une complication brutale dans le parcours du sujet (sociale voire pénale) soit la fragilité psychologique dont la toxicomanie n'est elle-même qu'un des symptômes. Il faut aussi savoir apprécier la proximité entre geste suicidaire et overdose : l'interprétation en est parfois très difficile.

1.1.5. Les autres affections

Enfin, on peut retrouver un geste suicidaire dans de nombreuses affections psycho-pathologiques, épilepsie, affections du système nerveux central et involutions démentielles.

* * *

Ce diagnostic psychiatrique est donc essentiel pour la prise en charge secondaire du suicidant : il devra être réalisé avec un grand soin, en prenant le temps nécessaire, en revoyant le patient et aussi sa famille. Cependant, dans la grande majorité des cas, il ne sera retrouvé aucun état psycho-pathologique spécifique.

1.2. La crise suicidaire

Pour tous les autres, de 60 % à 80 %, le geste suicidaire n'est symptomatique d'aucune psychopathologie repérable. Il peut survenir chez chacun d'entre nous, l'important est alors d'en comprendre le sens.

Comme le précise le professeur VÉDRINNE (Audition au CES (11)) :

> [...] même si l'on essaie de tirer au maximum le concept de pathologie mentale, au travers par exemple de la dépression, il n'en reste pas moins qu'un grand nombre soit de suicidés soit de suicidants ne peuvent pas être considérés comme des malades mentaux. Autrement dit c'est une conduite qui peut survenir chez tout sujet supposé normal confronté à un passage difficile qui déborde ses capacités d'adaptation. Personne n'est à l'abri d'une incapacité à s'adapter à un contexte individuel, familial extrêmement difficile à l'avatar existentiel...

De plus, ce n'est pas la mort en tant que finitude qui est forcément recherchée. Tous les cliniciens et tous ceux qui prennent en charge, à titres divers, les suicidants sont d'accord sur ce point. **Le comportement suicidaire, quelle que soit d'ailleurs la gravité clinique du geste, n'a pas pour finalité unique la disparition définitive du sujet**.

Le suicide plutôt que de manifester une relation claire et déterminée avec la mort — qui d'ailleurs reste un événement essentiellement irreprésentable au sens psychologique du terme — s'inscrit en fait dans une **relation ambivalente avec la vie** comme le souligne, là encore, le professeur VÉDRINNE :

> [...] beaucoup décrivent leur geste comme une impulsion subite sur un fond d'idées dépressives... Certains ne reconnaissent plus du tout en eux le désir de mourir, restant dépassés par un acte qui leur paraît parfaitement incompréhensible, voire même, contraire à leur système de valeurs... Il y a encore ceux qui transforment leur geste en accident, erreur de prise de médicaments, désir de dormir, suspension du cours du temps, pour ensuite repartir à zéro.

Si donc ce n'est point la mort qui est d'abord recherchée, qu'est-ce qui peut amener le sujet à prendre un tel risque — réel ou imaginé — avec sa propre existence ? Il nous faut comprendre ce qui, à ce moment, se joue dans ce passage à l'acte à la fois entre le sujet et la représentation qu'il a de sa propre vie mais aussi, entre le sujet et ses relations aux autres, aux groupes et à la société.

A l'origine du suicide se trouve (toujours ?) un **événement déclenchant** ; il ne faut pas en déduire pour autant que tout est dit par le suicidant dès lors qu'il a pu révéler la nature de cet événement.

C'est parce que « j'ai été quitté », c'est parce que « j'ai perdu mon travail », c'est parce que « je suis sans ressources... »

La plupart des événements évoqués pour « justifier » le geste se rapportent donc à un problème de dépendance à l'égard d'un « objet » (l'ami parti, le travail perdu, l'examen raté...) qui vient à manquer. Le sujet est donc renvoyé à une problématique de deuil où il lui faudra négocier la disparition ou la modification d'un objet investi. Remarquons que, parfois, l'événement déclenchant paraît particulièrement futile mais il est à l'image de cette goutte d'eau qui vient brutalement faire déborder un vase trop plein de tensions, d'émotions, d'appréhensions...

Il ne faut pas occulter cette dimension de l'événement qui s'ancre dans la réalité du sujet, mais il faut surtout en comprendre le sens profond pour la personne : l'approche purement événementielle pourrait réduire l'intervention de l'équipe soignante soit à un travail social rapidement confronté à sa propre impuissance (comment rendre l'amant parti, le travail perdu, l'argent envolé ?) soit à une attitude de sympathie active, proche de la commisération, avec souvent la tentation de l'aide facile (trop facile ?) de médications appropriées !

Les événements ont leur importance, surtout, parce qu'ils agissent dans une **histoire** et à un moment donné de celle-ci ; car tous ceux qui sont quittés, qui échouent, qui sont au chômage, ne se suicident pas pour autant... Il faut donc bien admettre que ce qui déclenchera la crise suicidaire est la rencontre d'un événement fût-il très banal et d'une histoire, histoire enfouie qui sera en quelque sorte révélée par l'événement.

Dans une recherche comparative effectuée auprès des suicidants hospitalisés au service d'urgence de Saint-Étienne et d'une population-témoin, nous avons montré avec le Docteur PEYRONNEL[1] que ce qui discrimine les deux populations n'était pas les éléments de réalité concernant la vie passée et actuelle des sujets mais **l'appréciation** qu'ils portent sur cette réalité.

Ainsi, si l'on retrouve un pourcentage identique de pères ou de mères absents dans l'enfance des suicidants et du groupe témoin, par contre, le sentiment d'avoir été accepté

1. PEYRONNEL, *Les Facteurs personnels dans la conduite suicidaire*, Thèse de médecine, Saint-Étienne, 1980.

par le père ou la mère discrimine lui, de manière très significative les deux groupes comme le montrent les deux tableaux suivants que nous tirons de cette étude :

Acceptation par la mère

	Témoins	T.S.
Bien accepté	86 %	58 %
A sa place	12 %	24 %
Rejeté	12 %	18 %

Acceptation par le père

	Témoins	T.S.
Bien accepté	85 %	45 %
A sa place	8 %	28 %
Rejeté	7 %	27 %

C'est donc bien le vécu que le sujet a de son histoire plus que les éléments de réalité de l'histoire elle-même qui sont en cause.

Se « donner la mort » peut alors prendre un double sens : se sentir prisonnier de sa propre histoire et en finir avec elle, le sujet se donne la mort pour ne pas la « subir » ou rompre avec une **fatalité négative** et recommencer hors de ce carcan une autre vie, comme l'illustre l'observation suivante.

« Isabelle était hospitalisée dans l'aile chirurgicale du service des urgences de l'Hôpital Bellevue de Saint-Étienne. A mon arrivée dans le service, l'infirmière m'avait informé qu'une jeune fille de 17 ans s'était jetée du pont de l'autoroute après avoir subi un avortement, et que par extraordinaire, elle n'avait pas d'atteinte vitale malgré des fractures graves au niveau des membres inférieurs et de la colonne vertébrale, mais sans signe neurologique.

Je me suis entretenu, après avoir rencontré Isabelle, à plusieurs reprises avec sa mère et les éducateurs qui s'occupaient d'elle.

L'histoire de cette adolescente peut se raconter de plusieurs façons.

Pour sa mère, sans aucun doute possible, Isabelle a tenté de se suicider parce qu'elle n'a pas supporté son avortement.

Pour le médecin du centre de rééducation où Isabelle fut mutée après la réanimation et que les éducateurs ont pu rencontrer, l'explication est un peu différente.

Isabelle qui était placée dans un foyer avant l'accident, devait se sentir abandonnée : de sa famille bien sûr, mais aussi de l'ami qui l'avait mise enceinte et cet abandon expliquerait autant l'avortement que la tentative de suicide.

Selon cette hypothèse, il n'y a pas de relation de causalité entre Avortement et T.S. mais tous deux sont provoqués par une même détresse : la situation d'abandon.

Pour ce médecin, donc, il est capital qu'Isabelle retrouve un foyer, mais un vrai, celui de sa mère.

Ce n'est d'ailleurs pas l'opinion des éducateurs, qui connaissent bien la mère d'Isabelle : une femme "impossible à vivre" selon eux.

On retrouve donc à côté d'Isabelle comme personnage central de son histoire : sa mère. C'est d'ailleurs de sa mère qu'Isabelle me parle lors de notre première entrevue.

Elle me dit quelques mots, dont le sens devait m'apparaître plus tard :

> *"Vous savez, je n'ai pas fait ça parce que j'avais avorté, je l'ai fait parce qu'on m'a dit que l'on allait enlever les autres enfants à ma mère... et si on lui enlève les autres enfants, elle sera capable de faire n'importe quoi."*

Pour comprendre ces mots il m'a fallu connaître la vie d'Isabelle, au moins ce que j'ai pu reconstituer avec toutes les limites d'un tel procédé.

Elle est enfant naturelle et a été élevée jusqu'à l'âge de 5 ans par ses grand-parents, mais essentiellement sa grand-mère. Lorsqu'elle a 5 ans, sa mère se marie et à ce moment-là, Isabelle sera récupérée par le couple et adoptée par son beau-père, elle changera donc de nom.

Il naîtra deux filles en deux ans, puis un garçon deux années plus tard, mais le couple s'avérera très conflictuel.

Devant la violence et l'alcoolisme du mari, la mère d'Isabelle décidera de la placer dans un foyer avec sa sœur cadette, puis toutes deux dans une famille nourricière. Elle se retrouvera donc dans cette nouvelle famille mais vivant comme "la Cendrillon" à qui revient de faire les tâches les plus difficiles, la préférée étant la sœur cadette.

Elle vivra pendant cette période les visites de sa mère comme autant d'espoirs de retrouver une famille plus accueillante et certainement à ce moment-là cette mère qui lui promettait toujours de la reprendre fut vécue comme la bonne mère, la mère idéale.

Mais un jour celle-ci tint sa promesse et après avoir divorcé de son mari trop violent, décide de récupérer tous les enfants. Le comportement du père avait conduit au placement des enfants, son départ permit leur retour.

Isabelle se retrouva donc — elle a une dizaine d'années — avec sa mère, ses sœurs et son frère, et l'image idéale qu'elle avait pu se faire de cette vie va se ternir peu à peu.

L'entente est de moins en moins bonne, compromise de plus par la réapparition épisodique et souvent dramatique du beau-père en voie de "clochardisation", au point où Isabelle se mit à fuguer. C'est alors elle qui souhaite être placée en foyer, la mère lui prédisant d'ailleurs que si elle part, elle reviendra un beau jour enceinte.

Isabelle décide malgré tout de partir et se retrouve en foyer éducatif où elle s'adapte bien, trouve du travail, connaît un ami.

Enceinte quelques mois après, elle consultera un médecin, mais trop tard pour qu'une IVG puisse être pratiquée. Elle est alors dirigée vers un autre service qui pratique des interruptions de grossesse plus avancées. Elle s'y rend, mais on lui explique que l'intervention est beaucoup plus risquée à cette période où le fœtus est déjà développé, on évoque même l'infanticide !

Isabelle décide alors de garder "l'enfant" et toute la famille retrouvée fête par avance le futur "heureux événement". Revenue au foyer, elle change d'avis, mais la seule possibilité qui reste alors pour l'interruption de grossesse est l'Angleterre où elle se rend seule.

A son retour, elle paraît satisfaite, elle dit que l'intervention s'est bien passée, à l'éducatrice qui s'occupe d'elle.

Sa mère lui téléphone en lui reprochant de ne pas s'être "précipitée" chez elle après son retour d'Angleterre pour lui dire comment son voyage s'est passé.

Elle apprendra dans les deux jours qui suivent par ses éducateurs, que les services sociaux envisagent de retirer ses deux sœurs et son frère à leur mère qui reçoit de plus en plus son ex-mari et c'est alors qu'elle se précipite du pont de l'autoroute.

Un certain nombre de faits sont remarquables dans la vie d'Isabelle : l'absence du père, puisque enfant naturelle elle est élevée par une grand-mère dont le mari paraît absent et recueillie par un beau-père avec lequel il lui est très vite impossible de vivre. On peut même noter ce balancement entre la présence du beau-père au foyer et le placement des enfants à l'extérieur, puis le retour des enfants mais seulement après le divorce des parents et le rejet du beau-père. Il manque donc dans la filiation de cette jeune fille la composante masculine et tout va se jouer entre elle et sa mère.

Isabelle va reproduire en quelque sorte la vie de sa mère au point où elle sera à son tour (ce qui avait été prédit) en situation d'être fille-mère.

Il semble nécessaire pour elle de rompre cette filiation et c'est ce qui se joue, au moment de l'interruption de grossesse ; l'enfant dont elle fait le deuil est à sa propre image, et ce qu'elle ne veut pas être à son tour c'est cette mauvaise mère qui fut incapable de l'élever.

On comprend aussi que l'avortement malgré quelques hésitations fût bien accepté.

Mais ayant réussi à rompre avec la mauvaise mère, il lui reste présente l'image de la bonne, celle que, enfant elle souhaitait retrouver, celle qui avait tout fait pour la reprendre. Rompre ce lien est évidemment culpabilisant, culpabilité qui va être exacerbée lorsqu'elle apprend que les autres enfants seront enlevés à sa mère ; c'est ce qu'elle ne peut supporter, persuadée que c'est son propre départ du foyer maternel qui a provoqué en cascade la décision de l'autorité sanitaire.

Alors qu'elle dit que sa mère serait capable de faire n'importe quoi si on lui enlève les enfants, ne vient-elle pas elle-même d'avoir fait ce "n'importe quoi", en se précipitant du pont après l'avortement ? »

On retrouve ainsi le double mouvement de la dynamique psychique du suicidant : rompre avec l'histoire présente (et en recommencer une autre) ou finir.

* * *

Dans cette rencontre entre l'événement — déstabilisateur — et l'histoire du sujet, certaines périodes seront plus propices à la décompensation psychologique : ce sont les périodes dites « critiques ».

– Les périodes critiques

Il y a des périodes de la vie propices à la décompensation critique : avec O. QUENARD (32), nous pouvons rappeler que ces étapes correspondent à des stades de maturation présente dans le processus normal de croissance et d'évolution. Ces étapes sont critiques car elles exigent une remise en cause de la personne qui doit changer dans son comportement psycho-social, abandonner un fonctionnement connu et un statut rassurant pour en choisir ou en accepter d'autres, nouveaux et donc inquiétants.

Il est évident que la manière dont ces crises de maturation sont surmontées dépendra de la capacité de l'entourage et de la société à répondre aux besoins de chacun, particulièrement au plan des identifications qui lui seront offertes.

On peut repérer quatre grandes crises maturatives échelonnées au cours de l'évolution : l'enfance, l'adolescence, la maturité, la vieillesse.

Quelle que soit la phase considérée, le déterminisme de la crise a des facteurs communs qui nous intéressent ici : le sujet doit être capable d'affronter, ou d'accepter, la situation nouvellement créée par le changement inhérent au développement, c'est-à-dire qu'il devra passer d'un mode d'organisation personnelle et relationnelle satisfaisant par l'équilibre qu'il procure, à un autre palier existentiel, progressif pour le jeune mais régressif pour la personne âgée.

La créativité et l'initiative sont les éléments moteurs de toute adaptation au changement dans la mesure où elles permettent d'établir de nouvelles structures psycho-affectives plus adéquates aux idéaux et aux normes sociales. Pour l'enfant, il s'agira, par exemple, de passer de la dépendance absolue à l'égard du milieu à une certaine autonomie, c'est-à-dire à l'accession au statut de sujet. Pour l'adolescent, il faudra acquérir une identité stable remaniant ses identifications infantiles. L'adulte devra assumer ses responsabilités en accomplissant ses rôles sexuels et sociaux. Le problème du vieillard sera d'accepter son déclin tout en conservant le maximum de ses acquis.

– La crise suicidaire de l'adolescent

Parce que les tentatives de suicide sont très fréquemment rencontrées chez les adolescentes et les adolescents (c'est dans cette tranche d'âge que la proportion de « T.S. » est la plus importante) nous voulons proposer un éclairage particulier de la tentative de suicide du jeune — qui ne prétend pas bien sûr expliquer tous ces gestes — rattachant ce comportement suicidaire à un essai de ritualisation du passage de l'adolescence au statut d'adulte.

Sur le plan historique, la notion de crise de l'adolescence est relativement récente, P. ARIES (4) la considère comme contemporaine à la notion de famille dans la Société moderne. Dans ce type d'organisation sociale, l'adolescence est devenue une période de plus en plus longue, et sans bornes sensibles sur le plan socio-culturel venant en marquer le début et la fin.

Sur le plan géographique, elle n'est pas non plus « universelle ». En 1928, déjà, Margareth MEAD[1], par ses études des sociétés traditionnelles d'Océanie, démontre l'absence de crise de l'adolescence dans des groupes ethniques, ce qui sera retrouvé par d'autres auteurs pour d'autres populations, notamment d'Afrique.

L'explication constante proposée par les ethnologues à l'évitement de la crise est l'organisation de cérémonies rituelles permettant au jeune de trouver sa nouvelle place — place d'adulte — et sa nouvelle fonction dans le groupe : les rites se donnent pour fonction de séparer complètement l'enfant de son passé négligeable, comme s'il était mort, puis de le faire renaître à une existence entièrement nouvelle comme adulte.

Prohibition de l'enfance et répétition de la naissance marquent ainsi la scène rituelle, tous les actes de cette cérémonie devant entraîner un changement momentané dans la vie du novice : le passé doit être séparé de lui par un intervalle qu'il ne pourra jamais repasser.

1. Cf. DEBOUT (dir.) (16).

C'est ainsi que l'on pourra anesthésier le novice pour lui faire perdre le souvenir de toute vie antérieure, puis l'initié retournera dans la vie sociale où il réapprend les gestes aussi élémentaires que : marcher… manger…

De nombreuses scènes rituelles ont été décrites et l'on retrouve dans chacune d'elles, nous semble-t-il un fond constant d'où l'on peut dégager quelques éléments dominants :

- D'abord, la séparation du novice avec le groupe familial, il est emmené loin de la famille et souvent hors du village pour n'y revenir qu'une fois initié.
- Le lieu de réalisation du rite situé souvent à l'écart du village, mais juste à l'orée de la forêt ; il est souvent dépeint comme un lieu monstrueux rempli de bruits étranges et de cris évoquant la douleur.
- Ensuite, le sommeil, et l'oubli, ont une place très importante dans le déroulement rituel, qu'ils soient provoqués par l'administration de substances soporifiques, d'alcool, ou par la seule fatigue.
- Enfin, la place des parents, notamment des mères qui sont dépeintes en larmes au moment où les novices les quittent, ayant la crainte de voir leur enfant disparaître à tout jamais…

Ainsi, une étape se jouant sur la scène du groupe — sur la scène sociale donc — et s'adressant d'abord à la famille immédiate du novice, va marquer le passage de l'enfance à celui de l'âge adulte. Toutes les craintes, les angoisses qui auraient pu alors se manifester, le possible débordement des défenses, les réaménagements pulsionnels vont être contenus et organisés évitant que cette période de passage ne devienne critique pour l'adolescent.

Nous avons trouvé beaucoup de similitudes entre les scènes rituelles et la mise en œuvre de tentatives de suicide notamment lorsqu'elle prend la forme, et c'est de loin le cas le plus fréquent, d'une ingestion de produits tranquillisants.

On retrouve ainsi l'oralité avec absorption de ces produits, parfois liée à une ingestion d'alcool : chez la Waramunga, il est décrit que « les filles qui doivent être opérées s'avancent dans l'eau jusqu'aux seins, en remplissent leur bouche, y gardent l'eau un certain temps puis la crachent dans toutes les directions », G. ROHEIM[1]. Cette description n'est pas sans évoquer l'absorption médicamenteuse suivie du lavage gastrique réalisé à l'entrée de l'Hôpital.

On retrouve aussi dans le déroulement d'une « T.S. » comme pour les scènes rituelles la phase de sommeil, d'oubli ; l'hôpital, lieu de cris, et de souffrance avec sa place particulière dans la cité ; le réapprentissage après la phase de récupération de certains gestes, et ceux qui s'occupent des suicidants dans les services hospitaliers ont tous devant eux l'image de personnes se levant titubantes de leur lit.

Enfin, les parents, présents et inquiets, comprenant rarement le geste de leur enfant avec des mots qui reviennent souvent : « il a tellement changé, on ne le reconnaissait plus » ou « dire qu'il était si gentil ».

C'est d'ailleurs d'abord aux parents et plus largement à l'entourage tout entier de l'adolescent que s'adresse le geste suicidaire : celui-ci se sentant souvent mal compris, cherche à faire reconnaître ce qui « change en lui ».

---

1. Cf. DEBOUT (dir.) (16).

On peut ainsi considérer que dans certains cas, par son geste « suicidaire », l'adolescent tente de marquer pour lui-même et les siens qu'il est devenu différent, qu'il est passé de l'enfance à l'âge adulte ; il en attend la reconnaissance par les autres.

Par cette « auto-ritualisation » de son passage vers le stade adulte, l'adolescent met un terme à la phase difficile qu'il traversait et évite une crise plus profonde. Le passage à l'acte, et tout ce qui peut en découler comme réponse, pouvant ainsi de façon paradoxale permettre à l'adolescent d'échapper à une expression encore plus dangereuse de sa crise.

Bien sûr, faut-il encore que le message soit entendu, et si le geste peut ne pas avoir de suite fâcheuse pour l'adolescent et son économie psychique, il en va parfois autrement et de ce point de vue, l'attitude des soignants, de l'entourage, des parents nous paraît fondamentale.

Parfois le geste ne pourra pas s'inscrire dans une dimension symbolisant le passage et le jeune restera alors enfermé dans une sorte « d'entre-deux » (enfant – adulte) à la recherche de sa véritable identité en dehors de cas où cette situation peut être rattachée à un état schizophrénique. La prise en charge de ces jeunes supposera alors une grande disponibilité et l'intervention de nombreux acteurs médicaux, mais aussi sociaux et culturels, lui permettant, par l'apprentissage, l'appropriation de son corps et de ses capacités de se structurer progressivement dans son nouveau statut d'adulte.

1.3. Biochimie et génétique : une nouvelle approche

Au-delà de la compréhension relationnelle, sociale, psychologique ou psycho-dynamique, certaines études récentes ouvrent la voix vers une nouvelle approche des conduites suicidaires : certains auteurs les considèrent liés à des troubles des neuro-transmetteurs (qui expliqueraient également d'autres comportements pathologiques) mais aussi vers une approche génétique se basant sur la répétition dans une même lignée familiale de tels gestes.

De telles recherches doivent bien sûr retenir toute notre attention mais déficit biochimique ou non, déficit génétique ou non, il paraît vraisemblable qu'à eux seuls, de tels facteurs ne pourraient expliquer le suicide : l'homme n'est pas seulement un « animal biologique » mais aussi relationnel et social.

Quoi qu'il en soit c'est bien à partir d'une bonne compréhension du geste suicidaire, de ses significations multiples que pourra être mise en œuvre la prise en charge la mieux adaptée du suicidant.

2. La prise en charge du suicidant

D'après les estimations les plus couramment admises, de telles situations concernaient près de 150 000 personnes en 1995. Elles mobilisent donc de nombreux acteurs médicaux et sociaux sans parler, bien sûr, des familles et proches qui seront nécessairement interpellés par un tel geste.

La prise en charge des suicidants passe d'abord par la nécessité d'empêcher l'issue fatale. Elle cherche ensuite à aider le sujet à survivre à son acte c'est-à-dire à continuer sa vie au-delà de son geste, et ainsi en prévenir la répétition.

Elle tendra ainsi à permettre au sujet, en situation de crise, de dépasser ses pulsions mortifères pour aborder ce qui lui reste de vie de manière plus positive et active. Prendre en charge un suicidant suppose donc forcément un pari sur la vie, un pari pour la vie mais qui, en même temps, implique les soignants et la société qui se doivent, au-delà d'une simple commisération, d'essayer d'apporter une réponse à toutes les interrogations qu'a posées le sujet, de façon radicale.

Ainsi, au cœur même de l'aide à ceux qui ont tenté de se suicider, se trouve abordée la question de la prévention tant il est vrai que celui qui a fait une tentative est en risque de la refaire un jour, voire d'en mourir.

Il faut, pour autant, éviter d'enfermer le suicidant dans l'unique statut de « récidiviste potentiel » : parfois, lui-même ne reconnaîtra pas dans son geste une finalité mortifère.

C'est pourquoi la prise en charge du suicidant doit éviter tout étiquetage artificiel, l'important étant que le sujet puisse dépasser sa situation critique pour qu'en réfléchissant sur lui-même et en mobilisant son entourage, il parvienne à utiliser son acte de manière positive.

Cette prise en charge est assurée, essentiellement, dans des structures hospitalières mais aussi par les praticiens généralistes (certaines tentatives de suicide ne font pas l'objet d'une hospitalisation) et par les relais associatifs.

2.1. Prise en charge au domicile

2.1.1. Le médecin généraliste

Le plus souvent et généralement du fait de l'entourage, il sera fait appel à un médecin généraliste, ou au médecin de garde, qui sera amené à intervenir en première intention. Le regard que va porter ce praticien sur la réalité clinique et ses conséquences dépendra de plusieurs facteurs :

- d'abord l'état du patient dont la gravité ou le risque de complication ultérieure sur le plan somatique pourront entraîner une décision d'hospitalisation ;
- la possibilité de confier le suicidant à une structure sanitaire hospitalière en raison de sa proximité ou, à l'inverse, de son éloignement ;
- enfin et surtout, l'appréciation que le médecin généraliste porte lui-même sur la tentative de suicide. Toutes les études qui ont pu être faites, mais elles sont certainement insuffisantes, montrent que les médecins généralistes n'ont pas, loin s'en faut, une approche identique de la définition de la tentative de suicide et des conséquences thérapeutiques — somatiques et psychologiques — qu'elles entraînent, une fois le diagnostic posé.

Par ailleurs et c'est certainement là une des raisons essentielles, l'absence de structures spécifiques chargées de la prise en charge globale (notamment psychologique) des suicidants dans de trop nombreux hôpitaux généraux peut amener le praticien à s'interroger sur l'intérêt, pour son patient, à être hospitalisé dès lors qu'aucune intervention adaptée à son état ne pourra être mise en œuvre ; enfin la qualité des relations entre le médecin traitant et les structures hospitalières paraît constituer un élément clé dans la décision médicale ; c'est pourquoi il y a encore des hésitations à avoir recours au service d'urgence surtout lorsque l'état clinique du patient ne l'impose pas indiscutablement.

2.1.2. Les secours d'urgence

La survie du suicidant à son geste dépendra, cela va de soi, de la gravité potentielle de celui-ci, de la rapidité de la mise en œuvre des secours et de la qualité de ces derniers.

L'état des suicidants est parfois tel que l'intervention d'urgence d'équipe spécialisée sera rendue immédiatement nécessaire — SAMU ou SMUR selon les cas.

Pouvoir intervenir rapidement et efficacement sur la scène du suicide permet aux réanimateurs d'apporter les premiers secours sans lesquels il ne serait, malheureusement pas nécessaire de s'interroger plus avant sur les suites de la prise en charge.

Dans toutes les situations où le risque vital aura pu être évoqué, le suicidant sera donc amené, dans un climat plus ou moins dramatique, au service d'urgence médicale (pour les intoxications médicamenteuses en particulier) ou chirurgicale (pour les blessures et traumatismes divers). C'est là qu'il recevra les premiers soins.

2.2. A l'hôpital

2.2.1. Le traitement somatique immédiat

Ce traitement dépendra, bien entendu, du type de tentative mais on peut retenir que, dans chaque situation, il y aura nécessité, au départ, d'un traitement de type somatique. Cette phase initiale est d'ailleurs particulièrement importante en ce qu'elle manifeste la reconnaissance par l'institution que le corps a pu être atteint.

Le risque, en effet, peut être de disqualifier le geste suicidaire sous le prétexte qu'il n'était pas suffisamment grave ou violent pour mettre réellement la vie en péril comme si l'authenticité de la souffrance de la personne était en rapport direct avec la violence de son auto-agressivité. Disqualifier un geste suicidaire, ne pas reconnaître ce qu'il est, peut amener le sujet à se faire entendre de manière plus tragique encore. Cela est particulièrement vrai pour ce qui est parfois qualifié de « petite tentative de suicide » comme les phlébotomies assimilées à de simples coupures traitées chirurgicalement en quelques minutes lorsqu'elles n'ont pas provoqué d'hémorragie sévère (et c'est très généralement le cas).

Si la crise s'est exprimée au travers du corps il est utile que ce message-là soit pris en compte et que le corps soit l'objet de soins. Cette première prise en charge permet déjà un apaisement bénéfique.

L'équipe hospitalière doit donc intervenir d'abord sur le corps du suicidant, le « faire » interviendra avant le « dire » un peu à l'image de la personne en crise qui s'est trouvée dans l'obligation d'agir faute d'avoir pu dire. Ce fonctionnement en miroir pourrait, si l'on n'y prenait garde, aboutir à l'élimination du sens de la tentative de suicide pour n'en retenir que ses effets corporels et renvoyer, une fois ceux-ci traités, la personne à elle-même sans qu'à aucun moment elle n'ait pu parler.

Il faut donc éviter toute rupture entre cette prise en charge corporelle nécessaire et médicalisée et la prise en compte de la souffrance psychologique qui est, en fait, à l'origine des troubles qui ont amené le suicidant à l'hôpital.

C'est toute la personne — le corps et l'esprit — qui a été ébranlée par la tentative de suicide et après les premiers soins physiques il ne s'agit pas de l'envoyer voir un psychiatre « ailleurs » ou de la laisser repartir mais bien de l'aider, dans le même lieu, à se **restaurer psychologiquement**.

2.2.2. La phase de récupération psychique

Pour que cette phase, essentielle, puisse être véritablement profitable, il faut laisser **le temps nécessaire au suicidant**, mais aussi à ses proches.

Si dans chaque service d'urgence hospitalier existent des lits de réveil somatique, il nous apparaît indispensable que puisse, de la même façon, exister un lieu de « réveil psychologique ».

Ce dernier est d'ailleurs souvent plus long à obtenir même en dehors des cas où une intoxication médicamenteuse entraîne un endormissement ou un coma dont on sort plus ou moins rapidement. Ce réveil psychologique est une période post-critique de récupération, de restitution, quelle que soit la nature du geste, qui va permettre au sujet de reprendre son histoire après en avoir, réellement ou dans son imaginaire, suspendu le cours.

Mais de tels lieux, tant s'en faut, n'existent pas encore dans tous les hôpitaux et bien trop souvent, une fois les soins somatiques réalisés, le suicidant se voit renvoyé chez lui ou en hôpital psychiatrique quand il ne décidera pas, de lui-même, de quitter l'établissement contre décharge, stigmatisant par là même l'inadaptation de l'institution sanitaire à lui venir en aide (7 % des suicidants sortiraient de l'hôpital contre avis médical alors que la proportion tombe à 1 % pour l'ensemble des hospitalisations).

Ainsi, donner à tout suicidant — et ils sont nombreux à fréquenter les urgences hospitalières — un lieu où se récupérer et du temps pour le faire en continuité directe avec la période de soins somatiques, nous apparaît constituer une nécessité première.

L'équipe psychiatrique devra d'abord réaliser un bilan : lorsque sera repérée une pathologie psychiatrique spécifique, voire un état dépressif simple, une prise en charge **chimiothérapique** et **psychologique** sera mise en œuvre pour soigner le patient en faisant, dans la mesure du possible, participer sa propre famille.

Parfois même, cette tentative de suicide pourra survenir chez une personne déjà soignée par une autre équipe psychiatrique. La tentation peut être alors de renvoyer le patient à ses soignants habituels sans lui donner le temps d'exprimer ce qui se passe dans ses relations avec l'équipe qui le prend habituellement en charge. Une telle attitude évidemment est à éviter même si la destination finale du suicidant est son retour auprès de ses premiers thérapeutes.

Mais, le plus souvent, comme nous l'avons déjà souligné, il ne sera pas repéré d'état psycho-pathologique particulier : la crise suicidaire, c'est toute son originalité, peut survenir chez tout un chacun, hors contexte pathologique, ce qui place le thérapeute dans un cadre d'intervention spécifique.

2.2.3. La position du thérapeute

Aider un suicidant c'est, d'abord, être convaincu que la mort n'est pas, pour lui, la solution. Si cependant la mort rôde dans cette relation il est important de comprendre — et surtout de l'aider à comprendre — de quelle mort il s'agit.

Rappelons en effet que la problématique suicidaire se situe dans une relation d'ambivalence entre rompre et/ou finir, vivre (une autre vie) et/ou mourir.

La position du thérapeute sera donc de faire saisir au suicidant l'autre possibilité, celle qui n'est pas fatale, pour lui permettre de continuer sa vie après avoir rompu avec une partie de lui-même car l'homme n'est pas Phénix, il ne renaît jamais totalement de ses cendres et ne peut échapper définitivement à ses propres racines. C'est à ce nœud que se joue la relation thérapeutique.

Plusieurs conditions sont donc nécessaires quant à la position du thérapeute[1] :

1° La plus importante pour lui est d'avoir dépassé la phase ambivalente concernant la tentation suicidaire. Nous voulons dire par là qu'il existe, vraisemblablement chez tout être humain, à un moment ou à un autre, des désirs suicidaires ou de repos absolu qui ressemblent à la mort. Désirer vivre et mourir nous semble une réalité psychique de base au niveau des processus conscients et/ou inconscients. Le problème, face à cette ambivalence, est le choix délibéré, explicite, douloureux quel qu'il soit, de vivre ou de mourir. Notre position consiste à mettre en garde tout thérapeute qui se poserait encore pour lui-même la question d'un tel choix ; il y a en effet de fortes chances pour que son indécision se transmette au sujet suicidaire, le plus souvent d'ailleurs de façon non verbale, c'est-à-dire subtile.

Un exemple fera mieux comprendre ce danger (nous employons ce terme à dessein). Supposons un homme alcoolique chronique, au foie déjà stéatosique, qui raconte à un médecin sa dernière ivresse. Si celui-ci rappelle l'effet destructeur de l'alcool, mais ébauche en même temps un demi-sourire, ou s'il a une lueur joyeuse et amusée dans le regard, le patient prendra ce signe comme un encouragement non verbal à son ivresse ; il y a fort à parier qu'il aura raison, et que, sous une surface critique, le médecin prend à son compte le plaisir de l'autre, un plaisir qui joue avec la mort.

Donc il faut savoir que soigner un suicidaire implique *pour le soignant* qu'il ait lui-même choisi de vivre, même s'il s'accepte ambivalent face à ses désirs.

Il lui est non moins nécessaire d'être au clair avec son désir de vie *pour le patient* en situation difficile. En d'autres termes, penser qu'effectivement telle personne ferait aussi bien de se suicider, ou en tout cas que sa situation est sans issue, est en soi un facteur de pronostic péjoratif. A l'opposé, il est important que le thérapeute se méfie d'une haine pour le suicide telle que le suicidant se sentirait rejeté, incompris. Il ne s'agit pas de haïr la mort mais de préférer la vie, si le choix est possible. De la même façon, haïr la folie empêche de la soigner.

2° La seconde condition est de ne pas se sentir lié par une conception naïve de la liberté, comme si le suicidaire avait le choix. Le problème est précisément qu'à certains moments, le champ des options se rétrécit dans la conscience à la *seule* possibilité de la mort. En clinique, l'état suicidaire ne se présente pas comme un problème

---

1. Repris de J. FURTOS (19).

philosophique, mais comme un *état de crise plus ou moins aiguë qui a un début et une fin* et qui, comme tel, peut être traité avec une stratégie particulière. Le rôle de l'intervention en phase critique consiste à attendre ou à favoriser une terminaison de cet état qui ne soit pas la mort.

C'est dans cette mesure que les soignants pourront entrer en relation positive avec le suicidant au cours d'entretiens qui seront multiples, mais ils ne se cantonneront pas à le voir seul, ils élargiront leurs contacts avec tous les proches du sujet, notamment sa famille, pour proposer une suite adéquate à l'hospitalisation du patient.

2.2.4. La famille du suicidant

Le temps de prise en charge hospitalière doit être utilisé pour répondre non seulement aux interrogations que le geste suicidaire a entraînées chez l'auteur lui-même, mais aussi à toutes celles qu'il provoque nécessairement dans son entourage.

Il faut souligner l'extraordinaire capacité de mobilisation autour de soi provoquée par un tel geste : l'équipe soignante, parents, amis, collègues de travail, voire d'autres instances sociales se retrouveront autour du suicidant qui souvent jusque-là, n'avait pu se faire réellement entendre dans sa souffrance. Sur un plan sociologique, on peut dire que la tentative de suicide est le bon « créneau » pour être écouté, voire compris et l'on peut se demander si l'intégration actuelle du geste suicidaire dans l'environnement culturel et social n'explique pas, en partie du moins, l'augmentation du nombre des tentatives de suicide. Mais comme le fait justement remarquer M. TALEGHANI (37) :

> Le suicidaire qui offre sa mort potentielle comme élément de discours n'est pas moins en danger que celui qui cherche le décès. Il faut en effet être particulièrement à court d'argument pour devoir offrir sa propre mort comme moyen d'attirer l'attention.

Ainsi, le suicidant, par son geste, oblige l'autre : on aboutit à cette situation paradoxale où le risque de la mort est utilisé pour permettre d'être davantage présent, vivant ou utile aux yeux des autres. Comme le rappelle le professeur VÉDRINNE[1] :

> [...] cette prétention semble bien présente chez certains suicidants qui, tout en risquant leur mort, sont préoccupés des réactions de leur entourage. A cet égard, on peut dire que la réussite de la tentative de suicide réside précisément dans ce qu'elle n'atteint pas la mort. Ainsi, ce qui est signifié, mais qui ne pouvait se dire peut s'inscrire dans un échange et permettre au sujet de se resituer par rapport à ses proches. Remarquons que la plus grande fréquence d'idées et de gestes suicidaires chez les adolescents exprime bien des difficultés à se situer, à s'orienter, qui se manifestent à cet âge. En travaillant sur le suicide à cet âge, on se rend bien compte que, beaucoup plus que l'expression que certains voudraient voir dans ce geste d'une sortie de la famille, il s'agit d'un désir d'y être réintégré dans une place qui jusqu'alors leur était refusée.

La prise en charge du suicidant ne peut donc être valablement envisagée sans qu'en même temps ne soit pris en compte ce que cet acte peut avoir de sens dans la dynamique familiale et d'utilité comme « révélateur » de ses difficultés.

Aider le suicidant c'est ainsi lui permettre de renverser le sens de son geste pour en transformer la charge mortifère en un appel à vivre autrement.

---

1. Audition au CES (11).

Les familles ne sont d'ailleurs pas toujours prêtes à entendre ! Cela explique certaines de leurs attitudes défensives repérées soit par le biais d'une banalisation extrême de ce qui s'est passé — en fait il ne s'est rien passé, tout au plus un caprice — ou à l'inverse d'une dramatisation excessive qui veut ne voir dans ce geste que celui d'un malade qu'il faut d'urgence — et évidemment pour son bien — confier au psychiatre !

Il est vrai aussi que certaines de ces familles peuvent basculer dans un véritable cauchemar, complètement paniquées par la peur d'une répétition du geste, hantées que cette fois là il soit mortel... Il faut donc être sensible à cette souffrance parentale ou familiale et lui permettre de s'exprimer soit en présence du suicidant — il s'agira alors de thérapie familiale — soit de façon isolée et spécifique auprès d'autres thérapeutes.

Les soignants devront donc entreprendre un travail d'explication, d'élaboration, dont le nœud se situera justement dans le refus de banaliser ou de dramatiser à l'excès de façon à aider l'entourage — mais cela l'implique forcément — à percevoir tout ce que porte comme quêtes diverses le geste de leur proche.

2.2.5. La sortie du suicidant

La sortie du suicidant s'effectuera donc le plus souvent dans le cadre d'une décision prise au terme d'un ou plusieurs entretiens (sortie simple ou orientation dans une autre institution). Une situation délicate est celle de la sortie contre l'avis médical de sujets dont l'état ne relève pas d'une procédure d'internement, d'où le recours à la signature d'une formule dite de « décharge ». Cette dernière, qui ne saurait, en aucun cas, exonérer de toute responsabilité aux yeux des tribunaux, est cependant un acte important en ce qu'il permet de situer clairement les positions respectives, et d'ailleurs certains patients révisent à ce moment leur désir de sortie.

Lorsqu'il s'agit de mineurs que les parents veulent à tout prix récupérer avant qu'une évaluation complète de la situation ait pu être faite et une prise en charge éventuelle mise en place, l'équipe soignante peut se poser la question de l'appel à une référence normative.

En fait — en dehors de quelques cas où l'on peut recourir à l'application de mesures éducatives faisant intervenir le juge des enfants — dans la plupart des situations, la seule réponse réside dans la rencontre avec l'environnement du sujet. Son geste est en effet vécu comme culpabilisant pour la communauté familiale et cette rencontre constitue une véritable intervention sociothérapeutique d'urgence.

2.3. Le relais médico-associatif

Les relais d'accueil et d'écoute complètent, voire se substituent, aux solidarités familiales, sociales ou amicales lorsque celles-ci sont défaillantes ou rompues. Les facteurs de risque suicidaire que constituent l'isolement et le sentiment d'exclusion ont été amplement soulignés. Dès lors, le rôle de prévention et/ou de prise en charge que jouent ces différentes structures — qui permettent le rétablissement d'une communication avec l'environnement — apparaît irremplaçable, elles complètent également l'intervention médico-psychologique réalisée par les psychiatres ou généralistes, et celle des proches. De nombreuses associations[1] interviennent ainsi soit spécifiquement pour prévenir le suicide soit plus largement pour lutter contre la solitude et recréer un tissu social plus solidaire.

3. Tentative de suicide et protection judiciaire[2]

Le geste suicidaire, au-delà de sa prise en charge médico-sociale et de la mobilisation des proches, pourra entraîner l'intervention de l'ordre judiciaire à la fois pour obliger la prise en charge du suicidant et en vérifier la qualité, mais aussi pour protéger les tiers concernés par la tentative de suicide d'un proche, car la protection de l'individu contre lui-même n'est pas assurée, dans son intérêt exclusif ; elle l'est, autant sinon plus, dans l'intérêt de ceux auxquels sa mort causerait un préjudice, moral ou matériel.

3.1. La protection judiciaire du suicidant

Ainsi comprise, la protection du suicidaire implique pour les tiers une obligation générale de prévention, qui est à la fois d'**action** et d'**abstention** : il leur faut tout faire pour empêcher le suicide, et ne rien faire qui puisse le favoriser.

3.1.1. Obligation d'action

L'obligation d'action revêt plusieurs aspects. Le principal est l'*obligation de surveillance* dont les hôpitaux, publics et privés, sont tenus envers leurs malades, et dont la jurisprudence tend à renforcer la teneur.

S'agissant des hôpitaux privés, dont la responsabilité relève de la compétence judiciaire, leur obligation n'est certes que de moyens et non de résultat, de sorte que leur responsabilité ne saurait être retenue sur le seul constat du suicide, mais suppose établie une imprudence ou une négligence de leur part. Cependant dès lors que le risque suicidaire était prévisible, leur obligation est très étendue, en ce qu'il leur appartient de retirer au malade tous les moyens de s'autodétruire : il y a faute à lui laisser sa ceinture, instrument de pendaison, ou à ne pas équiper les fenêtres de dispositifs de sécurité et de verres incassables pour prévenir une défenestration ! Quant à savoir dans quels cas le risque était prévisible, la tendance de la jurisprudence est de tenir la prévisibilité pour acquise du seul fait que le malade était hébergé dans une clinique psychiatrique fonctionnant en milieu fermé. Dans les autres cas, la prévisibilité résulte soit de la connaissance par les médecins des antécédents suicidaires, soit d'un état d'agitation inquiétant, soit encore de ce que le patient a manifesté sa volonté suicidaire.

S'agissant des hôpitaux publics accueillant des malades mentaux, la jurisprudence administrative a pareillement accru leur responsabilité : après l'avoir subordonnée à l'existence d'une « faute manifeste et d'une particulière gravité dans les conditions

1. Voir la liste des associations en annexe 1.
2. Emprunté à M. GRIMALDI (20).

d'organisation ou de fonctionnement du service hospitalier », elle juge à présent qu'une faute lourde suffit et, selon certains, se contenterait même d'une faute simple.

L'obligation d'action est aussi d'*information* et de *secours* : engage sa responsabilité celui qui, ayant connaissance du risque suicidaire, manque d'avertir les personnes en mesure de le neutraliser (par exemple, le personnel hospitalier) ; l'engage *a fortiori* celui qui omet de secourir le désespéré qui est passé à l'acte.

3.1.2. Obligation d'abstention

Parfois, ce n'est plus à l'action, mais à *l'abstention* qu'oblige le devoir de prévenir le suicide.

Ainsi, ce devoir peut faire obstacle au prononcé d'un divorce. L'article 240 du Code civil prescrit, en effet, qu'une demande en divorce pour rupture de la vie commune doit être rejetée s'il est établi que le divorce aurait pour l'époux défendeur des conséquences morales d'une exceptionnelle dureté (art. 240 C. civ.). Or un certain nombre de décisions font jouer cette clause de dureté lorsque le défenseur présente des tendances suicidaires, que, selon les experts, le divorce accuserait.

De même, c'est une *obligation que de ne point provoquer au suicide, ni de faire de propagande ou de publicité en faveur d'un moyen de se donner la mort*. Cette obligation civile existait très probablement dès avant que la loi du 31 décembre 1987[1] ne vînt la sanctionner pénalement. Du moins, cette loi la rend-elle certaine en raison du principe de l'unité des fautes civiles et pénales.

Enfin, il existe, plus floue, une *obligation de ménagement du suicidaire*. Son employeur peut être déclaré responsable si, pour sanctionner l'une de ses fautes, il prend à son encontre une mesure qui, compte tenu de sa fragilité, le conduit à l'acte fatal. De même, l'Administration pénitentiaire peut-elle voir retenir sa responsabilité, qui suppose pourtant une faute lourde, pour n'avoir pas eu égard à la tendance suicidaire d'un détenu. Mais cette obligation ne pèse évidemment pas sur ceux qui ignorent son état : sur le commerçant volé, par exemple, auquel on ne saurait reprocher une réprimande qui eût été sans danger pour un « voleur équilibré ».

3.2. La protection des tiers

Autorité parentale. Ce sont essentiellement les membres de sa famille, plus précisément ses enfants. Sa volonté d'autodestruction permet de douter de l'opportunité de les laisser sous son autorité — que l'on y voie l'indice d'une pathologie ou un antimodèle éducatif.

De fait, dans les procès familiaux relatifs au sort des enfants après divorce, le juge refuse très généralement au parent suicidaire, sinon l'exercice de l'autorité parentale, du moins la garde matérielle de l'enfant. Parfois même, au nom de l'intérêt de l'enfant — seul élément à considérer (art. 287 C. civ.) —, il lui dénie un droit d'hébergement pour ne lui reconnaître qu'un droit de visite.

Les tiers qui contractent avec le suicidant : validité des actes juridiques.

---

1. Cf. 2e partie, chap. 2, § 1.2.1.

Pour les tiers, le risque est tout différent. Il est que le suicidant lui-même ne demande la nullité de l'acte sur le fondement d'une insanité d'esprit (art. 489 et 901 C. civ.) dont ils offriraient en preuve son penchant suicidaire au moment de son engagement : penchant dont son cocontractant (s'il s'agit d'un contrat) a pu ne pas avoir connaissance.

Ici, on découvre chez les juges un refus quasi systématique de déduire l'existence du trouble mental du seul suicide — celui-ci aurait-il suivi de très près la passation de l'acte juridique. Que l'acte soit à titre onéreux — vente, transaction —, ou à titre gratuit — donation ou testament — importe peu.

En somme, dans ce qu'elle considère être l'intérêt des tiers, la pratique judiciaire répute volontiers le suicidant inapte à exercer des droits *sur autrui*, mais apte à transmettre ses droits *sur les choses*.

* *
*

La tentative de suicide va donc entraîner la mise en œuvre de moyens variés — médicaux, sociaux, judiciaires — mais aussi l'intervention de nombreuses personnes — familles, soignants, bénévoles — qui tendront essentiellement à éviter la répétition du geste : il faudra pouvoir signifier au suicidant qu'au-delà de sa détresse, de son mal-être, des difficultés nombreuses qu'il peut rencontrer, la vie peut à nouveau prendre sens !

CHAPITRE 2

LES MORTS PAR SUICIDE

Elles concernent, en France, près de 12 000 personnes chaque année. Il s'agit donc là de situations fréquentes qui vont mobiliser — au-delà des drames humains qu'elles manifestent — différentes instances notamment judiciaires et médicales.

1. Suicide et instance judiciaire

1.1. Le suicide en droit pénal

La découverte d'un suicidé entraînera une intervention des forces de l'ordre, police ou gendarmerie (selon le lieu de découverte) : elles agiront alors comme auxiliaires de justice mais la justice et principalement l'ordre pénal, n'a pas à intervenir directement à propos d'un suicide. **Celui-ci en effet n'est considéré ni comme un crime ni comme un délit** et l'intervention du magistrat n'a donc pas lieu d'être *a priori*.

Pourtant, le mode choisi par la personne pour mettre fin à ses jours pourra orienter, de façon variable, vers d'autres interrogations : il s'agira parfois d'une personne préalablement disparue dont la découverte secondaire du corps obligera à apprécier de façon plus précise l'identité du sujet et la cause de son décès ; de même, une blessure vitale par arme posera toujours la question de savoir comment et par qui l'action meurtrière a été conduite et il sera nécessaire aux enquêteurs de rassembler l'ensemble des témoignages et des indices permettant de conclure, avec le plus de certitude possible, à l'origine auto-agressive de l'acte fatal.

L'histoire judiciaire est riche en exemples de personnes anonymes ou très connues, pour lesquelles une interrogation est posée, dès le début de l'enquête, pour faire la part entre meurtre et suicide. Nous n'avons pas oublié le titre d'un journal satirique[1], traitant de la mort de STAVISKY, selon lequel ce dernier « s'est suicidé d'une balle qu'on lui a tirée dans la tempe ». Aussi, si la justice pénale n'a pas à intervenir en matière de suicide, du moins a-t-elle **l'obligation de s'assurer qu'il s'agissait bien d'un tel geste**.

Cependant, aucun service de la chancellerie n'est spécifiquement chargé de l'appréciation du phénomène du suicide et de ses implications dans le fonctionnement de la justice. On a ainsi l'impression d'un certain dessaisissement de l'ordre pénal face à une réalité de violence qui, même si elle se conclut juridiquement par l'extinction de l'action pénale, constitue malgré tout un trouble de l'ordre public dès lors que l'on accepte, sous ce terme, tous les événements qui bouleversent ou interpellent la société.

---

1. *Le Canard enchaîné* : ce journal avait repris le même titre lors de l'affaire Figon mise en cause dans la disparition de Ben Barka.

En effet, le suicide est, au sens fort du terme, une mort violente et devrait être traité judiciairement comme tel. Or, l'approche des suicidés varie en fonction des lieux et des circonstances et ne repose pas toujours sur une conduite cohérente et clairement définie de l'appareil judiciaire. Ainsi, tel suicide pourra être l'occasion d'investigations très approfondies, allant parfois jusqu'à la suspicion de quelques proches qui auront à souffrir, non seulement de la perte de l'un des leurs, mais aussi du doute quant à leur propre implication dans le geste, tandis que d'autres se concluront avec un minimum d'enquête préliminaire.

Bien sûr, les possibilités d'actions de la justice peuvent être différentes selon l'importance des parquets, la proximité ou non de services de médecine légale qui peuvent rapidement et sans débauche excessive de moyens éclairer la justice : le magistrat sera ainsi amené à approfondir plus ou moins les investigations qui lui paraîtront utiles.

On peut comprendre que le souci du procureur, dès lors qu'il a acquis la conviction que le suicide est bien la cause de la mort, soit de classer l'affaire sans suite, considérant par là même qu'il rend service à la famille du suicidé et à la bonne marche de la société (en évitant notamment des frais de fonctionnement à la collectivité). Une telle approche qui se fonde sur des justifications parfaitement honorables est cependant discutable dans ses principes. En effet, vouloir préserver la famille en lui évitant le déroulement d'une enquête, peut parfois favoriser le risque d'occultation de ce qu'a de violent la mort suicidaire, et ainsi exposer certains proches au développement de processus psychologiques défavorables comme un délire sur les causes de la mort. (voir 2e partie, chapitre 2, § 2.2. « Ceux qui restent »).

En outre, la non implication du judiciaire dans le suicide concourt à un effacement de la réalité de cet acte dans la scène sociale et contribue ainsi à la non interrogation de la société tout entière sur ce phénomène et ses conséquences.

Le suicide, comme toute mort violente devrait être l'objet d'un minimum d'investigations, codifiées, afin d'éviter à « ceux qui restent » de faire face à des traitements différenciés, parfois opposés, dont ils ont alors du mal à comprendre le sens. Dans cette optique, le corps du suicidé devrait être l'objet, au minimum et à l'instar de ce qui se pratique en Angleterre et aux Pays-Bas par exemple, d'un examen réalisé par un médecin spécialiste, examen de corps pouvant, le cas échéant se poursuivre par une autopsie médico-légale qui seule permet (dans nombre de circonstances) de lever certaines incertitudes et de mieux comprendre ce qui s'est passé.

Il ne s'agit pas là d'entrer dans un processus d'inquisition, mais bien de pouvoir déterminer, avec précision, la réalité du geste suicidaire, d'autant que la mort par suicide peut entraîner plusieurs interrogations concernant le droit pénal : en effet, si en droit pénal positif français, la situation est simple — le suicide n'est pas incriminé en tant que tel — il n'en reste pas moins que plusieurs articles du code pénal, fondements de poursuites pouvant être engagées contre des tiers, peuvent être évoqués à la suite d'une mort par suicide.

Par ce biais, la juridiction répressive pourra être interpellée.

1.2. Conséquences pénales possibles des morts par suicide[1]

A la suite d'une mort par suicide, plusieurs articles du Code Pénal — spécifiques ou non — peuvent être évoqués pour la mise en cause de la responsabilité des tiers.

1.2.1. La loi du 31 décembre 1987[2]

Cette loi est insérée dans le Nouveau Code pénal sous trois articles numérotés 223-13, 223-14 et 223-15.

Le premier de ces articles incrimine la *provocation* au suicide tenté ou consommé par autrui (deux mois à trois ans, avec circonstance aggravante portant l'emprisonnement à cinq ans si la victime avait moins de 15 ans). Il s'agit donc uniquement de la *provocation* (même à l'égard d'adultes) mais non de l'*aide*.

Une autre infraction est prévue par le troisième alinéa de cet article : les mêmes peines seront applicables à ceux qui auront *fait de la propagande ou de la publicité*, quel qu'en soit le mode, en faveur de produits, d'objets ou de méthodes, *préconisés comme moyens de se donner la mort.*

Cette infraction peut être commise individuellement (propagande) mais elle peut l'être surtout par la voie médiatique exemple le livre *Suicide mode d'emploi*).

Pour cette seconde catégorie, l'article 223-15 prévoit un régime particulier de responsabilité, courant en matière de presse. L'auteur principal est le directeur de la publication périodique ou l'éditeur du livre ; l'auteur est poursuivi comme complice ; à défaut, les imprimeurs, distributeurs ou afficheurs seront responsables (c'est la responsabilité dite « en cascade » que les pénalistes connaissent bien).

L'originalité de l'article 223-15, c'est d'adapter ces dispositions aux moyens de communication audiovisuels (il faut être de son temps). La loi ajoute que les documents écrits, visuels ou sonores ayant servi à réaliser l'infraction pourront être saisis et confisqués, et que le tribunal pourra même en ordonner la *destruction* en tout ou en partie.

La loi a déjà fait l'objet de nombreux commentaires (Borricand, Gendrel, Derieux, Pralus-Dupuy, Jacquinot, Zenati, etc.). On a déploré qu'elle n'incrimine pas l'aide et assistance, en particulier la fourniture de moyens ou les instructions, puisqu'elle se limite à la propagande ou publicité.

Une application a cependant déjà été faite par le tribunal de Nevers dans une décision du 21 avril 1988 signalée par J. Borricand ; les circonstances sont d'ailleurs singulières : une femme s'était suicidée parce qu'une voisine malveillante avait accroché dans l'ascenseur une information anonyme relatant, ce qui était exact, qu'elle avait commis des vols à l'étalage. On peut s'interroger sur cette interprétation de la loi un peu extensive.

---

1. Cf. G. LEVASSEUR (27).
2. Voir annexe 2.

1.2.2. L'abstention de porter secours

Si la loi de 1987 ne réprime que la provocation individuelle (en dehors de la propagande et publicité), certaines formes d'aide au suicide pourraient être condamnées sous la prévention d'**abstention de porter secours**[1].

En effet, le Tribunal de grande instance de Paris, le 20 novembre 1985, avait utilisé ce texte pour condamner l'un des auteurs de *Suicide mode d'emploi*. Un lecteur avait écrit par deux fois à cet auteur, et dans la seconde lettre avait sollicité la conversion en comprimés d'un médicament que le livre recommandait sous forme de gouttes et demandait le temps au bout duquel l'effet serait irréversible. Tous les éléments étaient réunis : il y avait bien péril, l'auteur de l'ouvrage en était conscient, il aurait pu faire quelque chose et le savait (quand ce ne serait qu'alerter la famille ou le service d'entraide), il s'était volontairement abstenu. La condamnation, maintenue par la Cour qui éleva la peine, fut approuvée par tous les commentateurs et la Chambre criminelle rejeta le pourvoi le 26 avril 1988.

Le seul fait de ne pas intervenir tombe sous le coup de la loi, et *a fortiori* le fait d'intervenir positivement pour faciliter l'acte fatal. Ici, il s'agissait d'instructions, dans d'autres cas il pourra s'agir de fournitures de moyens ou d'autres formes d'aide ou assistance.

1.2.3. L'homicide par imprudence[2]

Il y a aussi l'article 221-6 sur l'homicide par imprudence ; des condamnations de ce chef sont intervenues, dans certaines hypothèses, contre des infirmiers ou des directeurs de services hospitaliers ou de cliniques, n'ayant pas pris les précautions nécessaires pour empêcher le suicide d'un malade dont ils connaissaient les penchants suicidaires.

Il y a même des textes encore plus sévères, ceux qui répriment le meurtre et les violences volontaires. Il s'agit ici de la situation délicate du suicide en commun, dont l'un des co-suicidants réchappe. Si c'est l'autre qui avait ouvert le robinet de gaz, on ne peut rien reprocher au survivant, mais si c'est lui, il est coupable de meurtre et même d'assassinat car il y a eu sans doute préméditation !

Mais au-delà de ces conséquences pénales — en fait rarement évoquées — les principales suites judiciaires à la mort par suicide seront civiles.

1.3. Conséquences civiles possibles des morts par suicide[3]

A partir du moment, où la mort est un mal social et individuel, la volonté de mourir apparaît comme une volonté nuisible à autrui et à soi-même. Du même coup, le droit se trouve écartelé entre deux réactions possibles.

En tant qu'il est un *trouble social volontairement causé*, le suicide paraît fautif, voire frauduleux : il y a faute à se soustraire à un engagement que l'on souscrit ; il y a fraude

---

1. Voir annexe 2.
2. *Id.*
3. Cf. GRIMALDI (20), notamment pour les § 1.3.2. et 1.3.3.

à provoquer l'événement générateur d'une obligation qu'un tiers (l'assureur, par exemple) avait contractée sur la foi de son caractère aléatoire. Cette première perspective invite le droit à l'attitude sanctionnaire qu'il adopte d'ordinaire à l'égard des fauteurs de troubles : le fautif doit réparer, le fraudeur est privé du bénéfice escompté. Le suicide obligerait donc à réparation du préjudice que la loi successorale n'efface pas et priverait du bénéfice des mécanismes compensateurs qui auraient été manipulés, tels l'assurance-vie ou les assurances sociales. Le suicidé, ou sa succession, serait civilement responsable des conséquences de son acte ; et nul tiers ne pourrait se trouver obligé par suite de cet acte. Naturellement cette attitude sanctionnatrice serait aussi préventive : la sanction du suicide détournerait le suicidaire du passage à l'acte.

Mais en tant qu'il est un *mal volontairement causé à soi-même*, le suicide crée la suspicion sur l'état mental de son auteur, car l'être sain d'esprit ne se veut pas de mal. Dans cette seconde perspective, il n'appelle plus de sanction et doit être assimilé à une mort par maladie — à une mort causée par la maladie qu'a révélée l'acte suicidaire. Il produirait donc tous les effets d'une mort naturelle. Et sa prévention, qu'il faut assurer en tout état de cause, passerait, non plus par la dissuasion attachée à la sanction, mais par la protection.

Entre ces deux approches, comme c'est souvent le cas, le droit transige. Il fait une part à chaque analyse en opérant une distinction entre deux types de suicide. Selon la qualité de la volonté d'autodestruction, il distingue le suicide conscient du suicide inconscient.

Le suicide *conscient* est celui qui procède d'une volonté délibérée et réfléchie de l'intéressé, qui, tout bien pesé, a choisi de mourir. Ce suicide-ci, il faut le sanctionner, en espérant, par là, le prévenir.

Le suicide *inconscient* est celui qui procède d'une volonté obscurcie, privée de son libre arbitre : soit que l'acte mortel ait bien été voulu, mais comme un appel au secours, de sorte qu'en vérité la mort, elle, n'a pas été recherchée ; soit que la mort ait bien été choisie, mais sous l'emprise d'un trouble (émotif par exemple) qui a privé l'individu de ses facultés de discernement. Ce suicide-là, il faut l'assimiler à la mort subie, et, pour le prévenir, protéger le suicidaire.

Cette distinction recèle une large part d'artifice et engendre de redoutables difficultés de preuve, c'est une évidence qui se passe de démonstration.

Partant de là : quels sont les effets civils d'une mort voulue ?

1.3.1. En matière d'assurances sur la vie

C'est la question civile la plus fréquemment rencontrée après une mort par suicide.

L'article L 132-7 du code des Assurances stipule que :

> [...] l'assurance en cas de décès est de nul effet si l'assuré se donne volontairement et consciemment la mort au cours des deux premières années du contrat.

Une disposition qui, à la suite de nombreuses jurisprudences sur l'aspect « volontaire et conscient » du suicide, est relayée désormais par des dispositions d'ordre contractuel qui **excluent tout risque suicidaire, quel qu'en soit le caractère**, durant ce même délai.

Il faut s'interroger sur les fondements d'une telle disposition qui aboutit à priver les ayants-droits de la personne décédée des moyens financiers qui leur auraient été octroyés si la disparition du proche avait été la conséquence d'une autre raison, médicale, accidentelle voire criminelle. Ainsi, les premiers à subir ces dispositions sont ceux là même qui ont à souffrir de la perte de l'un des leurs et ce, dans des conditions particulièrement douloureuses.

De telles pratiques peuvent-elles se justifier ? Pour les compagnies d'assurances l'argumentaire se développe en trois points :

a) L'exclusion de garantie est une protection contre les pulsions suicidaires. Nous avons observé que la responsabilité d'une famille et donc la nécessité de pourvoir à son bien-être et d'assumer l'avenir des enfants constitue une protection contre le suicide. L'argument suivant lequel, les sachant à l'abri du besoin par l'assurance, la personne se sentirait plus libre de mettre fin à ses jours, ne peut donc être réfuté *a priori*, mais il faut aussi insister sur deux éléments forts qui viennent le contredire :

• d'une part, force est de s'interroger sur le délai de deux ans, car beaucoup de ces contrats sont de durée nettement supérieure. Si l'on rentre dans cette logique, ce n'est plus une exclusion durant 2 ans mais une exclusion jusqu'à l'aboutissement de la disposition contractuelle qu'il faudrait prévoir pour prémunir les « candidats au suicide » ! L'argument n'est donc pas très convaincant.

• d'autre part, le lien qu'une personne tisse avec les siens est d'abord affectif, relationnel, c'est en cela qu'il compte pour les autres. Si elle est prête à les priver de sa présence, la réalité matérielle ne peut dès lors apparaître que comme secondaire même si celle-ci pourrait, dans des cas extrêmes, justifier un « suicide sacrificiel ».

b) Le souci légitime, pour tout assureur, **d'éviter des pratiques pouvant friser l'escroquerie**. Il ne serait pas acceptable d'admettre qu'une personne contracte alors qu'elle aurait déjà « décidé » de mettre fin à ses jours, dans le but unique de donner à son entourage des moyens importants et indus.

Encore, dans cette hypothèse, qui reste assurément très marginale, il y a nécessairement une relation nette et de proximité dans le temps entre les deux événements. Le délai de carence de deux ans ne nous semble pas traduire un tel lien de causalité sauf à imaginer une volonté d'une nature toute particulière qui permettrait au sujet de projeter sa mort voulue avec autant de distance. Une telle projection est en contradiction totale avec l'approche que nous avons pu faire des réalités suicidaires et tout laisse à penser, en admettant qu'il soit dans cette disposition d'esprit, que le suicidant ne serait pas en capacité d'attendre aussi longtemps pour passer à l'acte !

Nous ne pouvons être là que dans le domaine du très exceptionnel si ce n'est du fantasmagorique. Interrogées, les compagnies d'assurance n'ont pu nous donner aucun exemple précis, ni même le nombre de contrats non honorés de ce fait ou contestés devant la justice.

c) Le suicide serait de nature à rompre le caractère aléatoire de la réalisation du risque fondement même de l'assurance et, accessoirement, du calcul des primes.

Il est vrai que l'assuré, en se suicidant, exprime une volonté apparente et qu'ainsi on peut considérer qu'il rompt, lui-même, ce qui est accepté comme la réalisation aléatoire d'un risque et partant son dédommagement contractuel.

C'est pour cela d'ailleurs que la jurisprudence insiste sur le caractère « volontaire et conscient du suicide », notion de volonté qui si elle peut être opérante en ce qui concerne beaucoup d'actes de la vie devient beaucoup plus discutable dès lors qu'il s'agit justement de se donner la mort. Nous sommes là à l'évidence dans une zone frontière et tout ce que nous savons du geste suicidaire, même le plus « volontaire », dès lors que la personne en réchappe, c'est que son désir de finitude était pour le moins ambivalent.

Le concept de volonté ne nous paraît pas adapté à cette situation. Il nous semble plus traduire l'idée que le sujet a posé un acte délibéré — et il ne faut pas lui ôter cette capacité — mais l'aléatoire persiste, non pas dans l'acte lui-même, mais dans sa signification et son objectif.

Bien plus, et la constante du nombre de suicides est là pour en apporter la preuve, la personne qui réalise un tel geste semble s'inscrire dans une cohorte socialement repérable : le nombre annuel de morts par suicide s'apprécie avec autant de certitudes que celui lié aux accidents de la route, au cancer du côlon ou à l'infarctus du myocarde.

La connaissance épidémiologique des causes de mortalité est à la base de toute pratique d'assurance et le suicide ne déroge pas à cette règle. Le « risque suicide » peut donc être tout à fait apprécié et calculé globalement par les spécialistes de ce domaine pour être intégré dans le calcul de toute prime y compris dans le cas exceptionnel du suicide sacrificiel.

Changer la loi

C'est pourquoi il nous paraîtrait judicieux que la réflexion soit reprise sur ce point. Ce délai de deux ans peut entraîner des réactions de « camouflage » susceptibles de laisser des traces graves dans l'histoire de ceux qui survivent.

Une compagnie d'assurance peut toujours contester sa créance dès lors qu'il apparaît que le suicide a été réalisé dans l'intention évidente de lui nuire mais, le délai de carence de deux ans, dans la généralité des cas, nous paraît inadéquat.

Il devrait, selon nous, être notablement réduit et, comment ne pas rappeler ici la législation sur le viager (Art. 1975 du Code civil) qui prévoit, elle, un délai de carence de 20 jours. Après tout, dans ce cas là, la survenue de la mort d'un des contractants est aussi un risque calculé !

1.3.2. En matière d'assurances sociales

En matière d'*assurances sociales*, on retrouve, mais avec des effets différents, la distinction entre le suicide conscient et le suicide inconscient. A raison de la déchéance attachée à la *faute intentionnelle*, le suicide conscient de l'assuré déchoit les ayants droits du bénéfice de toutes les prestations accidents du travail et des prestations en argent de l'assurance maladie. De plus — mais c'est une autre question —, le suicide inconscient n'ouvre droit aux prestations dues au titre des accidents du travail que s'il peut être imputé aux conditions de travail.

1.3.3. En matière d'indemnisation des accidentés de la route

S'agissant enfin de l'*indemnisation automatique des victimes d'accidents de la circulation*, la loi du 5 juillet 1985, qui l'organise, dispose que la victime n'est jamais indemnisée des dommages résultant des atteintes à sa personne lorsqu'elle a volontairement recherché le dommage qu'elle a subi. Or c'est pour le cas de suicide que cette exclusion a été décidée. Faut-il la cantonner au suicide conscient ? La lettre du texte ne l'interdit pas, et son fondement y invite, ainsi d'ailleurs qu'un argument d'analogie avec le droit des assurances et de droit de la Sécurité Sociale.

1.3.4. La question de la preuve au civil

Quoi qu'il en soit se pose la question de la preuve. Or c'est sur le tiers que pèse la charge de la preuve du suicide et souvent de son caractère conscient. Et l'on observe que le juge ne se laisse pas facilement convaincre.

Ce n'est guère qu'en cas d'aveu anticipé du suicidé — qui, par l'écrit ou la parole, proclame son intention suicidaire — que les juges admettent sans difficulté la réalité du suicide. Dans tous les autres cas, où le débat probatoire roule sur les antécédents psychiatriques de l'intéressé, sur ses déconvenues sentimentales, financières ou professionnelles, la thèse du suicide conscient est le plus souvent écartée.

* * *

Si les instances judiciaires ont à connaître le suicide et interviendront fréquemment, ne serait-ce que dans l'enquête préliminaire, elles s'appuieront dans leur action sur l'intervention médicale : médecin ayant constaté le décès — généraliste et réanimateur — mais aussi médecin légiste.

2. Suicide et institution médicale

2.1. Le constat médical du décès

Toute mort, quelle qu'en soit la cause, entraîne l'intervention d'un médecin chargé de rédiger un certificat de décès.

Dans notre pays tout docteur en médecine exerçant à titre libéral ou hospitalier, a la possibilité d'établir un tel document ; il ne lui est demandé aucune spécialisation particulière alors que dans certains pays de la Communauté, ce sont uniquement des médecins d'état-civil qui sont habilités à établir un tel certificat. Ce document a une importance toute particulière : il concrétise le décès et en même temps il sert de base de recueil statistique sur les causes de mortalité.

Le certificat de décès

Depuis quelques années son modèle est standardisé au niveau national, il s'agit d'un imprimé bleu comportant deux parties qui doivent être remplies par le praticien ayant constaté le décès.

a) La première est nominative avec indication de l'identité de la personne décédée, de la commune où la mort est survenue, de la date et de l'heure de celle-ci. A partir de ces indications, l'officier d'état-civil, auquel la famille doit remettre le document dans les 24 heures, pourra enregistrer le décès et délivrer le permis d'inhumer.

Cette partie comporte aussi une question à laquelle le médecin doit répondre par oui ou par non : « existe-t-il un obstacle médico-légal à l'inhumation ? » S'il est répondu négativement, l'officier d'état-civil pourra délivrer le permis d'inhumer sans autre formalité et la personne pourra être enterrée ou incinérée sans que son décès donne lieu à d'autres investigations. A l'inverse, s'il est répondu affirmativement, l'officier d'état-civil devra obligatoirement informer le parquet de cette mort qu'autrefois on qualifiait de « suspecte ». Le procureur déclenchera alors une procédure en recherche des causes de la mort avec l'intervention quasi-systématique du médecin légiste (voir § 2.2.).

Mais le médecin, premier appelé par la famille, décidera seul de la mention qu'il portera sur le certificat de décès. Le tabou social qui pèse toujours sur le suicide, les interdictions religieuses, qui, bien que levées restent encore très intériorisées, les questions d'assurance ou plus souvent encore la douleur des familles dont le médecin est le soignant habituel peuvent, dans certaines situations, l'amener à éviter la mention « obstacle médico-légal ».

L'ambiguïté qui pèse sur la notion même d'obstacle médico-légal peut induire le médecin à considérer que n'existant, à ses yeux, aucun doute sur le suicide, il ne saurait y avoir d'obstacle à l'inhumation et nécessité d'une enquête qui ne ferait qu'ajouter, selon lui, à la douleur des familles.

b) la seconde partie du certificat de décès, anonyme, est remise cachetée par le médecin à la famille. Attaché au premier volet et donc remis aussi à l'officier d'état-civil, ce certificat sera transmis au médecin inspecteur départemental (DDASS[1]) puis à l'INSEE[2] et à l'INSERM pour exploitation. C'est cette partie-là[3] qui est à la base de nos connaissances épidémiologiques et socio-démographiques sur le suicide.

Une fois la constatation de la mort réalisée par le médecin et le certificat de décès rédigé, l'état civil et le Procureur de la République interviendront (selon les dispositions développées au paragraphe précédent) et décideront de confier dans la grande majorité des cas le corps du suicidé au médecin légiste pour en réaliser l'examen.

2.2. Le service de médecine légale, pavillon des suicidés

Lorsque le suicide fait l'objet — nous considérons que ce devrait être systématiquement le cas — d'une véritable enquête judiciaire, le corps se retrouvera donc dans un service de médecine légale où des examens plus approfondis, fonction de la cause du décès, pourront être réalisés.

1. Direction Départementale des Affaires Sanitaires et Sociales.
2. Institut National de la Statistique et des Études Économiques.
3. Le médecin doit indiquer la cause immédiate de la mort (par exemple plaie cardiaque), sa cause initiale (par exemple coup de feu), ainsi que les antécédents connus de la personne décédée pouvant être en lien avec sa mort (par exemple état dépressif).

Ainsi, le service de médecine légale devient-il « le pavillon des suicidés » et c'est d'autant plus vrai que le suicide représente aujourd'hui la première cause de mort violente devant les accidents de la circulation et très largement devant les morts par homicide.

Ainsi dans l'activité de notre service de Saint-Etienne, sur 200 corps examinés en moyenne par an et confiés à notre service par la justice de 110 à 120 concernent des morts par suicide.

Le médecin légiste sera amené à réaliser soit l'examen de corps, soit une autopsie, il est clair que c'est cette seconde intervention qui apportera les éléments les plus précis.

L'intérêt de cette intervention est de rassembler le plus grand nombre de signes médicaux pouvant étayer la thèse du suicide car si celle-ci est dans certains cas évidente, dans nombre de situations, plusieurs hypothèses pourront être valablement discutées autour de deux alternatives principales :

– **suicide ou homicide**, c'est notamment le cas lorsque la mort est liée à une blessure par arme à feu, mais une telle interrogation peut-être posée dans bien d'autres circonstances ;

– **suicide ou accident** : cette interrogation, notons le au passage, peut se faire dans les deux sens ; certains accidents mortels de la circulation peuvent être provoqués par le comportement suicidaire du conducteur : selon certaines études on évalue de 5 à 10 % les faits accidentels relevant de tels gestes, c'est d'ailleurs pourquoi l'intervention médico-légale après chaque accident mortel peut concourir à mieux discerner les véritables causes à l'origine du fait accidentel. A l'inverse, on peut hésiter, dans certains cas d'intoxication médicamenteuse, entre surdosage accidentel et prise délibérée de médicaments en trop grand nombre.

Dans tous ces cas, la pratique de l'autopsie, et pour le moins l'intervention du médecin légiste, permettra, confrontée aux autres éléments de l'enquête judiciaire et policière, une meilleure approche des causes de la mort et une certitude plus grande dans la classification légale du décès. Ceci est important pour trois raisons principales :

a) La première est **épidémiologique** : connaître la réalité du phénomène suicide dans ses différentes expressions est le point de départ de toutes les recherches épidémiologiques sérieuses et les services de médecine légale, parce qu'ils sont en général dirigés par des enseignants et chercheurs, peuvent ainsi contribuer à une meilleure connaissance du fait suicidaire.

b) La seconde est **judiciaire** : il est important pour la justice de pouvoir affirmer que la mort est bien due à un suicide, car cette affirmation a une double conséquence — comme nous l'avons vu au paragraphe précédent.

- *sur le plan pénal*, elle permettra dans presque tous les cas d'éteindre les poursuites judiciaires mais dans certains autres cas, rares en fait, la justice pourrait évoquer une incrimination de tiers, soit pour provocation au suicide (un seul cas connu en France depuis le vote de la loi de 1985), soit de non assistance à personne en danger, soit de défauts de soins singulièrement lorsque le suicidé était hospitalisé (ou incarcéré) au moment de la réalisation de son geste ;
- *sur le plan civil* : conclure au suicide entraîne, nous l'avons déjà examiné, des conséquences pour l'exécution de certains contrats et principalement tous ceux

de l'assurance vie et dans certaines situations, cet élément sera au cœur des problèmes surgissant dans l'entourage du suicidé. Les médecins légistes qui connaissent bien ces questions, ainsi que toutes celles concernant le secret médical et les certificats médicaux — et les compagnies d'assurance ne se gênent pas pour solliciter ce type de document — pourront très utilement conseiller les familles des personnes suicidées dans leurs démarches parfois difficiles, provoquées par ce décès.

c) La troisième concerne naturellement **l'accueil des familles**, comme en témoigne cette observation :

« Je me trouvais dans mon bureau pour rédiger des rapports, lorsque des cris attirèrent mon attention. Un homme s'en prenait violemment à mes collaborateurs, il ne comprenait pas pourquoi nous avions réalisé l'autopsie de sa mère.

Je le recevais alors, il nous menaçait de se plaindre à la Direction de l'Hôpital, au Ministère de la Santé… Je lui expliquais que l'autopsie avait été réalisée à la demande de la justice et que son autorisation, à lui le fils, n'était pas nécessaire. Je lui indiquais cependant que j'étais persuadé qu'il en avait été préalablement informé et je regrettais que ce ne fut pas le cas. Je pus alors lui préciser ce que nous avions appris en réalisant l'intervention : sa mère était décédée d'une crise cardiaque même si elle avait ingéré un peu trop de comprimés (était-ce volontaire - accidentel ?). Je pus également lui indiquer l'heure probable de la mort, cela le soulagea : il avait rendez-vous avec elle mais ne put la rejoindre à l'heure précise et lorsqu'il arriva, c'était trop tard… même s'il était arrivé à l'heure dite, cela n'aurait malheureusement rien changé.

Il se sentait en fait très coupable, il se reprochait d'avoir délaissé quelque peu sa mère dans la dernière période d'où sa colère…

Nous avons pu ensuite parler d'elle, de sa maladie, de leurs relations… Lorsqu'il me quitta, il me serra chaleureusement la main en me remerciant de ce que j'avais fait ! »

L'intervention du médecin légiste qui est avant tout un médecin, doit permettre à la famille et l'entourage du suicidé une meilleure approche de cet événement très lourd à porter. Le service de médecine légale ne doit pas être considéré uniquement comme un lieu de haute technologie au service exclusif de la justice mais aussi, comme un lieu de parole où les proches doivent pouvoir, par un dialogue avec les praticiens, non seulement connaître le plus précisément possible les circonstances de la mort, mais aborder tout ce que cette mort peut provoquer de réaction forte, émotionnelle, relationnelle et avoir comme conséquences dans leur vie future.

Ainsi, le service de médecine légale doit-il devenir le lieu où le suicide pourra commencer à se dire, en permettant à ceux qui restent de rencontrer un praticien compétent et sensibilisé à toutes les répercussions de cette mort provoquée.

Certains services de médecine légale orientent déjà une partie de leur activité vers un tel accueil des familles, mais cela suppose une disponibilité des intervenants qui est loin d'être réalisée dans l'ensemble de ces services. Trop souvent encore, la pratique médico-légale se résume, faute de praticiens et de moyens, à un geste technique qui peut même être vécu négativement par l'entourage de la personne décédée, comme une **effraction** inutile, si aucune information ne leur est secondairement **restituée** par le médecin légiste. Une organisation nouvelle des services de médecine légale devrait permettre au médecin de consacrer une part plus importante de son activité à l'approche des répercussions psychologiques et relationnelles de l'ensemble des morts violentes notamment celles liées au suicide.

– « Ceux qui restent »

La mort par suicide, comme toute mort, ôte le sujet à l'affection des siens, mais provoque aussi une véritable sidération de l'entourage qui aura beaucoup de mal à gérer ce drame.

Au-delà du questionnement existentiel que pose tout suicide, au-delà du désespoir qui peut amener un être à quitter la scène d'une vie dont il ne ressent plus l'intérêt, le suicide comporte toujours une adresse à l'autre, à quelqu'un, à quelques-uns, voire à l'humanité tout entière, un « ne m'oubliez pas » tragique qui inscrira un peu plus fortement le disparu dans le souvenir de ses proches.

Suicide accompli parfois malgré les siens — « pardonnez-moi je vous aime mais je n'en peux plus » — il aura, dans d'autres circonstances, une apparence de reproche à celui ou à celle qui n'a pas compris, qui n'a pas aimé suffisamment. Reproche qui peut se manifester au-delà du suicide par le meurtre concomitant d'autres personnes. Comment ne pas percevoir alors que si le suicidé est mort, ce sont les autres qui se retrouvent en « enfer ». Cela explique que le suicide induit inévitablement une réaction de culpabilité parfois extrême dans l'entourage, pouvant à son tour entraîner des réactions de délire (il ne s'est pas suicidé, on l'a tué) ou de non dit (cette mort est insupportable, on ne peut rien en dire) à l'origine d'évolutions pathologiques quelquefois très graves chez les survivants.

On peut pleurer un être cher disparu, mais le chagrin éprouvé si ce dernier s'est suicidé est souvent refoulé par suite d'une incapacité des familles à parler de cette mort. Ainsi, s'opère un double mouvement : le suicidé s'inscrit plus violemment dans le souvenir de ses proches et ceux-ci n'ont pas la possibilité d'évoquer sa mort et ainsi de parvenir à gérer leur deuil.

Le suicide a donc un effet de renfermement qui laisse le conjoint, les enfants, les parents, dans une grande difficulté à verbaliser le trop-plein de sentiments, de reproches parfois, d'incompréhension toujours, auxquels il les confronte.

Peut-être peut-on expliquer de cette façon l'observation assez fréquente d'actes suicidaires qui se répètent dans une même famille, génération après génération, un peu sur le mode d'une fatalité implacable mais que l'on peut comprendre aussi comme la non résolution, dans le groupe familial, d'un événement qui l'a complètement déstabilisé et qui laissera d'autant plus de traces qu'aucune élaboration verbale, inter-personnelle, n'aura pu être effectuée.

C'est pourquoi, tout doit être fait pour que l'entourage des suicidés — en tous cas les plus proches — soit aidé dans ce travail de deuil si particulier qui fait que « ceux qui restent » non seulement souffrent mais se sentent aussi coupables. C'est pour eux d'abord qu'il importe que le suicide ne soit pas camouflé mais, au contraire, devienne l'occasion d'une expression — même si elle est forcément difficile — d'un repérage social (judiciaire et médical) et d'une écoute.

Une des premières rencontres devrait être, nous venons de le souligner, celle des proches avec le médecin légiste dès lors que les services de médecine légale seront organisés — encore mieux qu'il ne le sont à l'heure actuelle — pour une telle prise en charge.

Mais au-delà de cette première approche, un suivi plus spécifique devrait pouvoir être proposé à ceux qui sont trop souvent abandonnés à leur souffrance muette.

Aux Pays-Bas comme au Canada ou aux États-Unis par exemple, sont organisés, dans un lieu d'accueil spécifique, des groupes de parents et proches de suicidés qui viennent, en présence d'écoutants spécialisés, partager leur drame et ainsi essayer de le surmonter psychologiquement.

Depuis ces dernières années, un certain nombre d'associations comme la FAVEC, l'UNAF et l'association PHARE[1] ont été sensibilisées au soutien nécessaire des familles des suicidés en facilitant dialogues et rencontres de façon à ne pas les laisser dans un double sentiment d'abandon : abandonné par celui qui s'est tué, abandonné par les autres qui ne peuvent comprendre leur souffrance.

Au-delà des atteintes familiales, le suicide pourra rejaillir sur l'ensemble de l'entourage de la personne décédée : en milieu scolaire, au travail mais aussi dans les institutions sanitaires et sociales y compris carcérales, la survenue d'une mort par suicide devrait toujours faire l'objet d'une attention particulière pouvant éventuellement déboucher sur un travail de groupe proposé à tous ceux qui ont été en contact direct avec le défunt.

– Suicide et disparition

Nous savons qu'un certain nombre de personnes suicidées réalisent leur geste sous forme d'une disparition, parfois en prenant soin que leur corps ne soit pas retrouvé et dans quelques cas il ne le sera jamais.

Il faut être sensible à l'atroce désarroi dans lequel se trouvent alors plongés tous leurs proches : l'incertitude sur la vie d'un être cher est certainement l'épreuve la plus tragique donnée à vivre et l'on comprend que ces familles « soient prêtes à tout » y compris à se faire gruger par des intervenants sans scrupule pour connaître la vérité comme en témoigne cette observation :

« Monsieur D. venait de perdre sa femme à la suite d'une noyade volontaire. Trois semaines plus tard, le propre neveu de son épouse — qu'elle avait en fait élevé disparaît à Lyon. Monsieur D. est persuadé qu'un drame est arrivé mais les recherches restent vaines...

Pendant un an, il va courir de commissariats en gendarmeries, alerter toutes les autorités, la presse, les radiesthésistes, tout cela en vain...

Un corps avait été repêché, dans le Rhône du côté de Vienne, quelques jours après la disparition du neveu. Un examen rapide avait évalué l'âge du noyé à 30 ans, or le neveu n'en avait que 18... le rapprochement n'avait jamais été fait.

1. Voir la liste des associations en annexe 1.

Au bout d'un an — de demandes, d'espoir et de craintes — l'erreur fut enfin réparée : le neveu s'était bien suicidé en se noyant comme sa tante, mais le courant du fleuve avait transporté son corps loin de Lyon.

Un an de cauchemar parce que peut-être les pouvoirs publics ne s'intéressent pas suffisamment aux personnes disparues, à leur recherche et à l'identification précise des corps retrouvés... ! »

Il en ressort qu'une attention particulière, de la part des autorités policières et judiciaires, aidées par les services de médecine légale, doit être portée à toutes les disparitions et aussi à l'identification de corps trouvés et sur lesquels il est parfois difficile de mettre un nom.

Cela peut aider beaucoup de personnes qui se sentent sans moyens, perdues dans leur quête insensée et qui voient alors leur vie basculer dans le chaos.

* * *

Plutôt que de jeter un voile pudique tissé de tristesse et de culpabilité sur le corps du suicidé, il faut aider tous ceux — enfants, parents, conjoints, amis, collègues, soignants — bouleversés par le suicide d'un proche, à surmonter ce deuil si lourd à porter.

CONCLUSION

PRÉVENIR LE SUICIDE

Face au suicide, comme le rappelle le professeur VÉDRINNE, il y a plusieurs attitudes possibles : la fataliste qui a amené par exemple Monsieur BAECHLER (5), sociologue anthropologue, professeur à l'École des hautes études à écrire :

> [...] le phénomène étant inélastique, la prévention ne peut avoir d'influence favorable sur le taux des suicides mortels, qui reste à peu près constant.

Il s'agit là d'une vision assez démobilisatrice, n'ouvrant aucune voie pour la prévention face à la réalité complexe du suicide.

A l'inverse, certaines théories — quelque peu activistes — pourraient laisser penser que la simple application de mesures préventives appropriées et mises en œuvre de manière efficace et systématique suffiraient à faire chuter facilement le nombre de suicides voire à éradiquer ce phénomène du champ social.

Le suicide est à ce point inscrit dans la problématique de l'humain et cela depuis toujours, que ce serait un contresens que d'imaginer que l'on puisse le faire disparaître un jour de la scène sociale.

Au-delà d'un fatalisme conduisant à une absence de réponse et en deçà d'un volontarisme qui pourrait être vite désabusé, il y a nécessité pour nous tous de redonner une parole à des personnes qui sont passées à l'acte suicidaire, incapables d'exprimer autrement leur souffrance vis-à-vis de leur entourage ou des différentes institutions auxquelles leur quotidien les confronte.

Si l'on admet que c'est à ce point-là que se tisse le nœud de la conduite suicidaire, on tirera la conséquence évidente que tout effort de prévention doit consister d'abord à donner la parole : ne pas hésiter à parler du suicide, parler au suicidaire avant l'acte, au suicidant pour éviter la répétition du geste, aux proches du suicidé pour éviter l'enfermement dans une culpabilité mortifère.

La parole est donc bien au cœur de toute politique de prévention du suicide, qu'elle s'adresse de façon indifférenciée à tous et à chacun ou, au contraire, qu'elle vise spécifiquement tel ou tel d'entre nous, tel ou tel groupe dont on a pu mesurer la particulière fragilité.

Certes, il ne faut pas s'attendre à un effet totalement magique : la valeur de cette parole rendue dépend aussi de la qualité de ceux qui auront en charge cette action préventive : toute mesure de prévention doit donc être complétée par l'évaluation la plus sereine et la plus objective de ses résultats.

Au-delà de cette prévention liée à la réalité psychique, il faut aussi s'interroger sur l'efficacité d'autres types de mesures :

• Ainsi, et c'est presque un truisme de le dire, la crise économique et sociale fait augmenter le nombre de morts par suicide et de tentatives de suicide, la prévention la mieux adaptée consistera surtout en une sortie de cette crise !

• De même, mettre à la disposition du public, sans aucune limitation, des produits dont on a pu repérer la dangerosité particulière peut aboutir à faciliter la survenue de la mort, alors que celle-ci n'aurait pas été forcément au rendez-vous si le suicidant n'avait pas disposé de cette possibilité. Comme l'a justement rappelé le professeur David LESTER (26) au 17e Congrès de l'Association internationale de prévention du suicide (Montréal, juin 1993), nous devons savoir jeter un regard neuf, sans *a priori*, sur une approche préventive qui dépasse le cadre habituel des politiques que nous comprenons généralement sous ce terme.

• Enfin, prévenir le suicide suppose un effort de connaissance du phénomène et de ses manifestations diverses ; la mise en œuvre des moyens humains et institutionnels adaptés aux besoins ; l'exigence d'**évaluer** la qualité des réponses apportées.

La prévention du suicide peut s'appréhender de trois manières différentes :

- très en amont, elle concerne l'ensemble de la population et porte sur l'environnement éducatif, économique, sanitaire et social. On parle alors de **prévention primaire** ;
- toujours en amont, elle s'adresse à des publics spécifiques qui présentent, au vu des études épidémiologiques ou socio-démographiques, des risques suicidaires particuliers. On parle alors de **prévention secondaire** ;
- en aval, après une tentative de suicide, elle vise à prévenir la répétition du geste. Il s'agit alors de ce qu'il est convenu d'appeler la **prévention tertiaire**.

1. Mieux connaître la mort par suicide et la tentative de suicide

L'élaboration de toute politique de santé publique donc celle de prévention du suicide, suppose une bonne connaissance du phénomène.

1.1. Les morts par suicide : améliorer le recueil des données

Le recueil statistique des causes de mortalité tel qu'il existe aujourd'hui en France est, à bien des égards, satisfaisant. Il nous permet de connaître avec une précision suffisante, les grandes caractéristiques socio-démographiques qui sous-tendent le phénomène, mais il laisse dans l'ombre bien des données et connaît des dysfonctionnements qui, trop souvent, obèrent la fiabilité des statistiques.

Parce que le certificat de décès est à la base même de nos connaissances, une réflexion est en cours à l'INSERM pour en améliorer le contenu médical et épidémiologique :

La mention « d'obstacle médico-légal à l'inhumation » reste — nous l'avons déjà souligné — sujette à beaucoup d'interprétations divergentes dans le cas notamment où le médecin se trouve face à une mort par suicide. Peut-être conviendrait-il d'unifier la doctrine entre médecins et les parquets eux-mêmes.

1.2. Les tentatives de suicide : lever les incertitudes

Depuis l'enquête DAVIDSON & PHILIPPE (14) tout le monde s'accorde à affecter le chiffre des décès par suicide d'un coefficient dix pour obtenir celui des tentatives de suicide. Or, parallèlement, nombre d'auteurs soulignent une recrudescence du nombre de tentatives dans toute l'Europe alors que celui des morts par suicide serait en baisse ! Une contradiction qui montre à quel point nous souffrons de la faiblesse des données sur la tentative de suicide, faiblesse qui autorise toutes les extrapolations impossibles à vérifier.

2. La prévention générale

2.1. Agir sur le tissu social

Tout ce qui contribue à disloquer le lien social c'est-à-dire lien du travail, lien familial, lien associatif, augmente le risque de mortalité suicidaire. La prévention passe donc certainement par une action générale sur cet environnement et une prise de conscience par tous les acteurs éducatifs, médicaux et sociaux de l'impact psychosomatique sur l'individu de la situation de rupture dans laquelle il se trouve placé.

2.2. Parler du suicide ?

En matière de prévention primaire, une des questions qui se pose est : faut-il parler de suicide ? Et si oui, à qui ? Et comment ?

La question n'est pas sans importance et les opinions, tout au moins dans notre pays, sont fort tranchées. Le Haut Conseil de la Population et de la Famille[1] s'est prononcé contre des campagnes relatives au suicide :

> Afin d'éviter le phénomène de contagion, il convient de ne pas entreprendre de campagnes « grand public ». En revanche, des informations ciblées peuvent être fournies à différentes professions dans le cadre de leur formation.

Mais n'est-ce pas aussi en brisant le mur du silence et en reconnaissant au suicide sa dimension de santé publique qu'une politique de prévention pourra clairement être mise en œuvre, y compris dans son aspect information et sensibilisation du grand public ? C'est en tout cas la tendance actuelle.

---

1. Cf. (11).

3. La prévention pour les groupes à risque

Les données épidémiologiques et socio-démographiques rappelées au chapitre précédent, même si elles sont incomplètes, mettent en exergue la prévalence de la mort par suicide et de la tentative de suicide dans certains groupes de population qui appellent des actions de prévention spécifiques :

- le suicide est la deuxième cause de décès chez les jeunes et les adolescents ; la tentative de suicide est maximale dans cette population ;
- longtemps relativement faibles, les morts par suicide chez les jeunes adultes (35-45 ans) connaissent une recrudescence inquiétante ;
- les personnes âgées sont, tout particulièrement en France, les plus touchées par la mort par le suicide.

3.1. Les jeunes et les adolescents

Bien que la mort par suicide (810 décès en 1990) chez les jeunes et les adolescents (moins de 25 ans) soit relativement rare, elle n'en constitue pas moins la deuxième cause de mortalité dans cette population après les accidents. La mort d'un jeune choque toujours, reste difficilement compréhensible et accuse la société.

Ce sont surtout les tentatives de suicide qui caractérisent les jeunes et les adolescents. On les estime à 40 000 par an soit près de la moitié de l'ensemble des tentatives. Elles touchent plus les filles que les garçons mais ces derniers adoptent aussi d'autres « conduites à risque » (ivresse, drogue, violence) considérées par certains auteurs comme des « équivalents ».

Les transformations de l'adolescence — modifications corporelles, sensorielles, sexuelles — comme l'articulation quelquefois difficile entre le jeune et sa famille, peuvent largement expliquer ce mal être qui conduit certains au geste suicidaire. L'environnement économique et social difficile avec la perspective d'un chômage prolongé et de difficultés supplémentaires d'insertion, l'évolution d'une société qui se replie sur elle-même et qui ne sait plus faire sa place aux générations montantes, peuvent aussi en constituer d'autres explications.

En effet, les études épidémiologiques conduites sur ces populations font largement ressortir que ces jeunes, suicidés et suicidants, sont souvent en mal d'insertion et/ou connaissent des difficultés familiales dont certaines remontent à l'enfance ou à la petite enfance.

C'est le cas des **jeunes victimes de violences intra-familiales**, d'abus sexuels (inceste ou viol) qui sont plus que les autres susceptibles de recourir un jour — parce que la situation devient intolérable, parce qu'ils n'ont pas pu ou pas osé se confier — au geste suicidaire.

La définition et la mise en œuvre d'une politique de prévention du suicide dans ce groupe d'âge particulièrement fragilisé passent donc par un repérage, le plus en amont possible, de ces jeunes victimes de violences et par une réponse appropriée à leurs difficultés.

La médecine scolaire a donc un rôle primordial à jouer en matière de « repérage » des jeunes à risque et de suivi ou d'orientation de ceux qui ont déjà tenté de se suicider pour peu qu'elle dispose des moyens et de la formation indispensables.

Mais, au-delà et en complément de la médecine scolaire, ce sont tous les acteurs de l'école qui sont concernés et dans la sensibilisation au phénomène du suicide et dans le repérage des jeunes à risque que ce dernier s'exprime à travers une tentative de suicide ou toute autre conduite dangereuse.

Enseignants, conseillers d'éducation, infirmières et assistantes sociales des établissements (lorsqu'elles existent) et plus généralement l'ensemble des adultes qui gravitent dans ce milieu, devraient être formés aux difficultés de l'adolescence et au repérage des signaux d'appel. Ce n'est jamais là que l'une des traductions de la notion d'« équipe éducative » qui œuvre, **en relais, en réseau**, aux côtés des parents comme des structures de prise en charge extérieures.

Enfin, parce que là encore rien n'est pire que le silence, tout événement marquant l'établissement — suicide ou tentative d'un élève — devrait être l'occasion d'une discussion, d'une prise de parole, d'une sensibilisation, d'une information comme cela se fait déjà dans certains établissements.

Mais l'école n'est pas le seul milieu où se retrouvent des jeunes en difficulté d'insertion familiale, sociale ou professionnelle.

Les assistantes sociales de secteur, les travailleurs médicaux et sociaux des services de protection maternelle et infantile, les services de protection des mineurs (AEMO, PJJ), l'Agence pour l'Emploi, les organismes de formation et d'insertion, les animateurs de rues, de quartier, de maisons de jeunes et bien d'autres encore se trouvent quotidiennement en présence de jeunes en difficulté. Ils doivent être sensibilisés, informés, voire formés à l'écoute des jeunes suicidants.

Enfin de nombreuses études ont montré qu'une proportion importante de ces adolescents a réalisé sa tentative de suicide peu de temps après avoir consulté un médecin généraliste et souvent avec des médicaments que ce dernier leur avait prescrits.

Or, comme le notent JEAMMET & GRANBOULAN (24) :

> Le médecin doit savoir aussi que l'adolescent le consulte, sans doute rarement, mais que cette consultation est importante pour lui et qu'il en sort souvent déçu d'après ce que montrent les enquêtes à ce sujet. Tout cela veut dire que le médecin doit être formé à une écoute bienveillante et patiente.

Ainsi, par une écoute plus attentive et mieux préparée — en relation avec des praticiens spécialisés —, le médecin généraliste sera en mesure de s'impliquer plus utilement dans la prévention des gestes suicidaires, qu'il soit le premier ou une répétition.

Si l'ensemble de ces moyens doivent être mis en œuvre, il reste au total que c'est plus par des conditions de vie harmonieuse pour les familles et un environnement économique et social, permettant une bonne intégration des jeunes, diminuant leur stress, leur crainte pour l'avenir, que l'on pourra espérer les écarter de la tentation de la mort, du culte du « no future ».

3.2. Les personnes en rupture

Il est clair que la progression du chômage et la déstructuration du tissu social qu'elle provoque sont des facteurs suicidogènes majeurs. Or aucune étude épidémiologique précise n'a été jusqu'à maintenant réalisée dans notre pays qui aurait pu permettre de mieux comprendre comment et sur qui (le chômeur lui-même, l'entourage, ou alors l'ensemble des salariés qui se sentent menacés) le chômage et son aggravation pèsent et peuvent entraîner des réactions suicidaires.

La connaissance d'un phénomène est, on le sait, à la base de toute mesure efficace de prévention et il nous paraît donc de première nécessité que soit réalisée une enquête épidémiologique sur ce thème avec l'aide des acteurs des politiques de santé et d'emploi (ministère de la Santé, ministère du Travail, Caisse nationale d'assurance maladie, Agence nationale pour l'emploi et Observatoires de santé). Une telle enquête aurait aussi le mérite de sensibiliser les responsables sanitaires et sociaux aux difficultés particulières rencontrées par les chômeurs.

Mais, sans attendre les résultats d'une telle démarche, il faut réfléchir aux mesures de prévention du suicide chez les personnes sans travail, dès lors qu'elles cumulent des facteurs de risque évidents : le licenciement c'est d'abord la **perte du travail**, c'est ensuite l'**isolement** de la personne qui se trouve dépourvue des liens inter-personnels noués au travail mais aussi dans l'environnement du travail, c'est enfin, — et surtout si le chômage dure — un sentiment de **dépréciation** personnelle, sentiment encore plus présent chez les cadres, lié à l'idée forte que le chômeur n'est plus capable ou qu'il est dépassé. Cet ensemble conduit, on le comprend facilement, à une réaction de **désespérance** et de **culpabilité**. Cette culpabilité est souvent le fait même du sujet qui finira par se reprocher de ne pas en faire assez pour sortir de sa situation : elle sera parfois une culpabilité induite par l'entourage qui, à son tour, ne comprendra pas sa « passivité » face à cette situation : spirale de la culpabilité qui liée à la désespérance va entraîner le sujet vers un repli sur soi très mortifère, mais aussi dans quelques autres cas, vers une projection à l'extérieur de tous ses sentiments d'incompréhension qui risquent de le transformer en justicier paranoïaque.

Ainsi pouvons-nous, sans autres précautions, affirmer que les chômeurs — et plus le chômage se poursuit plus cela est vrai — sont exposés à des troubles psycho-sociaux importants, ce qu'ont d'ailleurs confirmé les études anglaises rapportées par le président de l'association internationale de prévention du suicide à son 17e Congrès (Montréal - juin 1993).

A ces difficultés directes, que nous venons rapidement de rappeler, s'ajoute souvent une désorganisation familiale pouvant aller jusqu'aux ruptures de couples si bien que, sans compter les problèmes matériels de tous ordres, c'est une **déstabilisation globale de toute la personne** que l'absence d'emploi peut induire.

Il faut donc que des mesures préventives psycho-sociales soient mises en place pour repérer ceux que le chômage fragilise plus particulièrement, pour leur venir en aide et pour leur apporter le soutien médical, psychologique et social que leur état nécessite.

3.3. Les personnes âgées

Les personnes âgées représentent quantitativement le groupe le plus touché quant à la mortalité par suicide. Presque la moitié des décès enregistrés chaque année concernent des personnes âgées de plus de 55 ans dont 2 100 de plus de 75 ans, avec une nette prédominance masculine.

Le tabou qui pèse sur le suicide des personnes âgées apparaît encore plus marquant que pour le reste de la population selon la juste expression de Josiane ANDRIAN (2). Le phénomène est largement ignoré ou occulté dans l'opinion publique (les média y portent peu d'intérêt et les pouvoirs publics sont très discrets sur le sujet) et dans l'inconscient collectif : le geste serait presque accepté avec résignation, comme une délivrance proche de l'euthanasie, alors qu'il est à l'évidence une manifestation de souffrance et de désespoir d'une personne qui n'est plus capable de trouver en elle-même et dans son environnement des raisons de continuer à vivre et à espérer.

> C'est bien dans le regard que l'homme porte sur son propre vieillissement et dans le regard que la société porte sur les vieillards qu'il faut rechercher la véritable cause du suicide des personnes âgées. (2)

Dès lors, la mise en œuvre d'une politique de prévention passera par une transformation de ce regard et par une amélioration de l'attention apportée à des symptômes et des signaux d'alarme, aujourd'hui très mal repérés ou sous-estimés.

Le sentiment d'inutilité voire de rejet, l'isolement social et affectif figurent au premier rang des facteurs de risque de suicide quel que soit l'âge. Il est particulièrement péjoratif pour les personnes âgées.

3.3.1. Les personnes âgées à domicile

Tout ce qui favorise le maintien des liens sociaux et familiaux est de nature à limiter le développement de tendances suicidaires chez les personnes âgées. Chez ces dernières, outre l'isolement réel qui existe souvent pour de multiples raisons (veuvage, éloignement des enfants, perte des amis), un **sentiment de solitude** affective, de rejet et d'exclusion peut se développer sans être réellement exprimé et pris en considération par l'entourage.

Comme le précise J.-C. KAUFMANN (25) .

> Le sentiment de solitude ne se réduit pas aux situations d'isolement observables [...]. Ceci est illustré par le tableau suivant (source : WALKER [40]), mesurant la proportion des personnes de plus de 65 ans se **sentant** souvent seules : la solitude est la plus forte dans les pays où l'isolement est le moins développé et inversement !
>
> Moins de 5 % .... Danemark
> De 5 à 9 % .... Allemagne, Pays-Bas, Royaume-Uni
> De 10 à 14 % .... Belgique, France, Irlande, Luxembourg, Espagne
> De 15 à 19 % .... Italie
> 20 % ou plus......................... Portugal, Grèce (36 %)
>
> Pour interpréter un résultat aussi paradoxal, il convient de considérer que le sentiment de solitude se développe non à partir d'une situation relationnelle objective mais de la **représentation d'un manque** par rapport à ce qui est souhaité. Et surtout : que

l'expression des opinions concernant la solitude est un terrain très sensible, piégé par des effets croisés de représentation, la peur d'un jugement négatif pouvant modifier profondément les résultats [...]. L'aveu de solitude est spécialement difficile pour les personnes entrant dans le troisième âge, car le modèle de référence est de plus en plus celui de la retraite active. Il est pourtant indéniable qu'avec l'âge le réseau relationnel ne cesse de se rétrécir et de se resserrer autour du noyau familial (HÉRAN, [21]). Cette dégradation évolutive est accentuée par la perte progressive d'autonomie, qui transforme le cadre relationnel : la nécessité de la prise en charge donne en effet l'apparence d'un entourage plus dense, alors que la perception de la solitude se fait au contraire plus grande (ÉLIAS, [18]), dans la mesure où le tissu relationnel, moins choisi, est inscrit dans le processus évolutif de dépendance. La perte se manifeste davantage dans la diminution de la capacité opératoire relationnelle que dans la diminution du nombre des liens.

La politique de **maintien dans le cadre habituel de vie**, sous réserve d'aides apportées au domicile qui, outre l'amélioration du confort de la vie quotidienne, sont l'occasion de rencontres régulières avec l'aide ménagère ou l'infirmière, conforte l'insertion de la personne âgée dans son environnement. Il importe ainsi de développer les **solidarités familiales** mais aussi de **voisinage** qui s'expriment souvent à travers les réseaux associatifs.

3.3.2. Dans les établissements de long séjour

En dépit d'indéniables progrès, l'hébergement en institutions, parfois inévitable, outre le traumatisme du transfert en dehors du cadre habituel de vie, se traduit souvent pour la personne âgée par un accroissement du sentiment de solitude et d'exclusion. Plus ou moins consciemment, elle sait en effet que c'est la dernière étape, la famille et les proches ne sont pas toujours à proximité et si l'on n'y prend garde une désespérance conduisant à un état dépressif peut très vite s'installer.

Certes les suicides effectifs sont rares dans les établissements mais les états suicidaires et les refus de vivre sont beaucoup plus fréquents et les intervenants se trouvent souvent démunis pour y répondre.

Prévenir l'installation insidieuse d'un état de désespérance aboutissant à « se laisser mourir », suppose la promotion des petites unités, plus humaines et plus insérées dans l'environnement. Cela implique aussi les qualités d'écoute et de disponibilité des personnels.

Il importe enfin de sensibiliser les médecins à la dépression des personnes âgées et au repérage des symptômes qui l'annoncent, actuellement très mal dépistés ou largement sous-estimés.

Dans ce groupe d'âge, les praticiens, quelle que soit leur qualification, doivent être attentifs d'une part à tous les événements modifiant la vie du sujet mais aussi, à toute survenue de tendances dépressives comme le font remarquer JEAMMET & GRANBOULAN (24) :

> La dépression masquée est un concept qui doit disparaître de la nosographie psychiatrique. Les dépressions masquées sont celles dont on n'a pas fait le diagnostic.

Cela doit concerner, au-delà du diagnostic, la mise en œuvre thérapeutique. Trop de chimiothérapies d'états dépressifs restent conduites de façon inadaptée.

De même devrait être prévue dans la formation des intervenants paramédicaux et sociaux, une sensibilisation aux besoins relationnels et psychologiques des personnes âgées. C'est tout particulièrement important pour celles qui deviennent dépendantes.

* * *

Le suicide est l'un des grands problèmes de santé publique : il faut qu'un lieu existe pour que tous ceux qui œuvrent à sa prise en charge et à sa prévention puissent élaborer une véritable stratégie, pour qu'ils soient en mesure d'évaluer tout ce qu'ils ont fait et tout ce qu'ils font, pour qu'enfin le phénomène suicide, expression tragique d'une détresse personnelle, soit abordé aussi dans sa dimension sociale, celle qu'avait repérée dès le siècle dernier un auteur français, Émile DURKHEIM.

ANNEXE 1 : ADRESSES UTILES

ASSOCIATION « DISPARITION ESPOIR »

Présidé par J. ARNOULT
Siège social : Mairie d'Étupe – 4, rue de la poste – 25460 ÉTUPE – Tél. : 81.32.23.42.

Association venant en aide aux familles des personnes disparues, quelles que soient les causes de cette disparition.

CENTRE DE RECHERCHE ET D'INTERVENTION SUR LE SUICIDE (CRIS)

Présidé par A. MEUNIER
Siège social : 3, rue Charles Baudelaire – 75012 PARIS – Tél. : 44.75.54.54.

Le CRIS s'oriente, sous l'impulsion de son Directeur G. BENAMOZIG, vers la création d'un réseau d'accueil et de soins des jeunes, suicidants ou en difficultés, à Paris et dans la région parisienne.

FÉDÉRATION DES ASSOCIATIONS DES VEUVES CIVILES CHEFS DE FAMILLE (FAVEC)

Présidée par C. ROBINET
Siège social : 28, place Saint-Georges - 75009 PARIS - Tél. : 42.85.18.30.

Regroupant 93 associations, la FAVEC, parmi ses nombreuses activités, organise un groupe de paroles réunissant des veuves après le suicide de leurs maris.

GROUPEMENT D'ÉTUDES ET DE PRÉVENTION DU SUICIDE (GEPS)

Présidé par M. DEBOUT
Siège social : 12, avenue Rockfeller - 69373 LYON Cedex 08

Cette association — la seule du genre — créée le 10 mars 1969 par les professeurs P. MORON, J.P. SOUBRIER et J. VÉDRINNE a pour but de promouvoir et de coordonner les recherches dans le domaine du suicide, de favoriser toutes les demandes susceptibles d'aboutir à la création d'organisations de prévention du suicide, d'agir auprès des organismes compétents afin d'élaborer un programme cohérent de prévention du suicide.
Elle organise chaque année des journées sur des thèmes permettant l'étude des aspects épidémiologiques, cliniques, préventifs de la conduite suicidaire.

INTERNATIONAL ASSOCIATION FOR SUICIDE PREVENTION

Présidée par J.-P. SOUBRIER
Siège social : 1725 West Harrison Street, Suite 955 Chicago, Illinois 60612 USA Tél. : 1 312 942 7208

Association Internationale pour la Prévention du Suicide. L'association a pour but :

a) de créer une organisation internationale où les personnes et les sociétés ressortissant à des disciplines intéressées à la prévention du suicide peuvent trouver une plate-forme commune pour échanger leurs expériences, leurs informations et la littérature sur le suicide ;
b) de répandre les principes de la prévention du suicide dans le public et dans les groupes professionnels ;
c) d'organiser la formation professionnelle dans le domaine de la prévention du suicide ;
d) d'encourager et d'initier les programmes de recherche, particulièrement ceux dont l'étude requiert une coopération internationale.

IMPASSE ET DEVENIR

Présidée par J. C. OUALID
Siège social : 19, rue des Feuillantines – 75005 PARIS – Tél. : 43.25.02.01.

L'association Impasse et Devenir organise un réseau de prise en charge médico-sociale des suicidants en proposant notamment une thérapie de groupe dès la sortie du service de réanimation. L'originalité de cette approche réside dans l'implication forte de l'entourage. Enfin, cette association consacre également une partie de son action à la formation des personnes concernées par le suicide.

PHARE ENFANTS-PARENTS

Présidée par Madame HANNIER
Siège social : B.P. 75 - 75012 PARIS - Tél. : 43.07.80.68

L'association Phare-Enfants se donne pour but de combattre l'auto-destruction des jeunes en luttant contre tout ce qui contribue à leur désespérance, en favorisant tout ce qui peut aider à leur épanouissement. Elle cherche à mobiliser les parents et tous les acteurs de la société qui ont une responsabilité envers la jeunesse et organise des groupes de parole pour les parents d'enfants morts par suicide.

RECHERCHE ET RENCONTRES

Présidée par M. BASCOUL
Siège social : 61, rue de la Verrerie - 75004 PARIS - Tél. : 42.78.19.87.

Cette association fondée en 1959 a pour buts la « lutte contre le mal d'isolement, sa prévention, son traitement et par voie de conséquence : prévention du suicide, des maladies mentales, de la marginalisation sociale ».
Elle compte 8 centres (Paris (2), Lyon, Toulouse, Marseille, Grenoble, Nantes et Brive) fédérés depuis 1978 en « Union des centres de Recherche et Rencontres » reconnue d'utilité publique. Pour la plupart, ils sont conventionnés avec les directions de l'action sanitaire et sociale et subventionnés par les caisses régionales d'assurance-maladie au titre de la prévention des maladies mentales. Recherche et Rencontres fonctionne avec des professionnels salariés, principalement psychologues et assistants sociaux.

SUICIDE ÉCOUTE PRÉVENTIVE INTERVENTION AUPRÈS DES ADOLESCENTS (SEPIA)

Présidée par J. M. HUEGY
Siège social : 13, rue Sandherr - 68000 COLMAR - Tél. : 89.41.32.84

L'Association SEPIA a été créée en Juin 1992 à Colmar. Elle a pour but : la prévention, avec en particulier, des actions en milieu scolaire, la formation et la sensibilisation des acteurs intervenant auprès des jeunes, l'intervention auprès de jeunes et de leurs parents avec possibilité de suivi thérapeutique.

SOS AMITIÉ

Présidée par A. BROSSIER
Siège social : 11, rue des Immeubles Industriels - 75011 PARIS Tél. : 40.09.15.22.

Née en 1960, cette association dispose de 50 postes d'écoute en France et fonctionne avec 2 000 écoutants bénévoles qui se relaient 24 h sur 24. Ils ont reçu en 1992 environ 600 000 appels de détresse ou de désarroi dont à peu près 40 000 font état d'idées suicidaires. La déontologie de SOS Amitié prévoit un respect absolu de la confidentialité et de l'anonymat de l'écoutant comme de l'appelant garantis, pour cette association, de la liberté de ce dernier d'exprimer la totalité de ce qui l'oppresse et l'accable.
Comme à SOS Suicide Phénix, les bénévoles reçoivent une formation initiale et continue dispensée par des psychologues et des psychiatres et qui se réunissent périodiquement pour évoquer les cas difficiles.

SOS Suicide Phénix

Présidée par R. FARHI
Siège social : 36, rue de Gergovie - 75014 PARIS - Tél. : 40.44.46.45

Depuis 1978, la fédération SOS Suicide Phénix, issue de SOS Amitié, organise, met en œuvre et coordonne en France des centres ayant pour objet d'accueillir, d'engager le dialogue, de réunir et de fournir l'appui et l'assistance qu'ils pourraient souhaiter à tous ceux qui ont un jour tenté de se suicider ou pensent le faire. C'est la seule fédération d'associations composées de bénévoles se consacrant exclusivement aux suicidants.

Il existe plusieurs centres à Paris, Lyon, Bordeaux, Clermont-Ferrand, Le Havre, Rennes, Tours, Caen, Nice, et Belfort. Plus de deux cents bénévoles apportent leur concours comme accueillants, animateurs ou écoutants. Ils sont préalablement formés par des professionnels, psychologues ou psychiatres. L'accueil téléphonique est le plus souvent suivi d'entretiens individuels ou en groupe dans les locaux de l'association.

Suicide Écoute

Présidée par P. SATET
Siège social : 26, rue Brézin - 75014 PARIS - Tél. : 45.39.93.74

Cette association, essentiellement développée dans la région parisienne, assure une écoute téléphonique avec une possibilité d'intervention inter-personnelle.

Union Nationale des Associations Familiales (UNAF)

Présidée par R. BURNEL
Siège social : 28, place St Georges – 75009 PARIS – Tél. : 45.95.36.00.

L'UNAF avec ses relais dans chaque département (les UDAF) soutient l'ensemble des familles dans le champ socio-juridique et se préoccupe aussi de façon plus spécifique de celles qui ont été marquées par le suicide d'un de ses membres.

ANNEXE 2 : NOUVEAU CODE PÉNAL

DÉCEMBRE 1992

De l'entrave aux mesures d'assistance et de l'omission de porter secours

Art. 223-5. - Le fait d'entraver volontairement l'arrivée de secours destinés à faire échapper une personne à un péril imminent ou à combattre un sinistre présentant un danger pour la sécurité des personnes est puni de sept ans d'emprisonnement et de 700 000 F d'amende.

Art. 223-6. - Quiconque pouvant empêcher par son action immédiate, sans risque pour lui ou pour les tiers, soit un crime, soit un délit contre l'intégrité corporelle de la personne s'abstient volontairement de le faire est puni de cinq ans d'emprisonnement et de 500 000 F d'amende.

Sera puni des mêmes peines quiconque s'abstient volontairement de porter à une personne en péril l'assistance que, sans risque pour lui ou pour les tiers, il pouvait lui prêter soit par son action personnelle, soit en provoquant un secours.

Art. 223-7. - Quiconque s'abstient volontairement de prendre ou de provoquer les mesures permettant, sans risque pour lui ou pour les tiers, de combattre un sinistre de nature à créer un danger pour la sécurité des personnes est puni de deux ans d'emprisonnement et de 200 000 F d'amende.

De la provocation au suicide

Art. 223-13. - Le fait de provoquer au suicide d'autrui est puni de trois ans d'emprisonnement et de 300 000 F d'amende lorsque la provocation a été suivie du suicide ou d'une tentative de suicide.

Les peines sont portées à cinq ans d'emprisonnement et à 500 000 F d'amende lorsque la victime de l'infraction définie à l'alinéa précédent est un mineur de quinze ans.

Art. 223-14. - La propagande ou la publicité, quel qu'en soit le mode, en faveur de produits, d'objets ou de méthodes préconisés comme moyens de se donner la mort est punie de trois ans d'emprisonnement et de 300 000 F d'amende.

Art. 223-15. - Lorsque les délits prévus par les articles 223-13 et 223-14 sont commis par la voie de la presse écrite ou audiovisuelle, les dispositions particulières des lois qui régissent ces matières sont applicables en ce qui concerne la détermination des personnes responsables.

Des atteintes involontaires à la vie

Art. 221-6. – Le fait de causer, par maladresse, imprudence, inattention, négligence ou manquement à une obligation de sécurité ou de prudence imposée par la loi ou les réglements, la mort d'autrui constitue un homicide involontaire puni de trois ans d'emprisonnement et de 300 000 F d'amende.

En cas de manquement délibéré à une obligation de sécurité ou de prudence imposée par la loi et les réglements, les peines encourues sont portées à cinq ans d'emprisonnement et à 500 000 F d'amende.

BIBLIOGRAPHIE

(1) ADES J., *Les Chercheurs de sensations fortes, Dépendance*, 1989, p. 1, 15-17.

(2) ANDRIAN J., « Le suicide des personnes âgées de plus de 55 ans. Lever un tabou », *Vie sociale CEDIAS*, n° 1-2, 1991.

(3) *Agora*, Dossier « Autour des suicides », n° 14-15, juin 1990.

(4) ARIES P., *Histoire de la mort en Occident*, Paris, Seuil, 1977.

(5) BAECHLER J., *Les Suicides*, préface de R. Aron, Paris, Calmann - Lévy, 1975.

(6) BAUDELOT C. & ESTABLET R., « Suicide : l'évolution séculaire d'un fait social », in *Économie et Statistique*, n° 168, juillet-août 1984.

(7) BEAUPÈRE M.-J., *La Santé scolaire et universitaire*, Rapport de juin 1990, CES.

(8) BLAND R. & ORN H., « Family violence and psychiatric disorder », *Can. J. Psychiatr.*, 1986, p. 31, 129-137.

(9) BOIFFIN A., « Suicide des personnes âgées », *in* « Pathologie et hygiène du troisième âge », *Revue de Médecine*, avril 1982.

(10) BOURGOIN N., « Le suicide en prison et en liberté », *Revue française des affaires sociales*, octobre-décembre 1992.

(11) Conseil Économique et Social, *Le Suicide*, rapporteur M. DEBOUT, La documentation française, juillet 1993.

(12) CHESNAIS J.-C., « La violence suicidaire », in *Histoire de la violence*, Laffont, 1981, p. 167-273.

(13) CHOQUET M., *Tentatives de suicide à l'adolescence*, Colloque du Centre International de l'Enfance, décembre 1988.

(14) DAVIDSON F. & PHILIPPE A., *Suicide et tentatives de suicide aujourd'hui*, Étude épidémiologique, INSERM.

(15) DEBOUT M. (dir.), *Psychiatrie d'urgence - Médecine de la crise*, collection « Médecine et psychothérapie », Paris, Masson, 1981.

(16) DEBOUT M. (dir.), *Dépression et suicide*, rapport du 11e Congrès de l'IASP, Paris, Pergamon Press, 1981.

(17) DURKHEIM É., *Le Suicide*, rééd., Paris, Payot, 1980.

(18) ÉLIAS N., *La Solitude des mourants*, Paris, Bourgois, 1987.

(19) FURTOS J., « Propositions pour une conduite à tenir devant les sujets pré-suicidaires », in *Psychothérapies médicales* 2, dir. par GUYOTAT, Paris, Masson, 1978.

(20) GRIMALDI M., « Le Suicide en droit privé », *in* TERRE (dir.) (38).

(21) HÉRAN F., « La sociabilité, une pratique culturelle », in *Économie et Statistique* 216, 1988.

(22) INSTITUT DE L'ENFANCE ET DE LA FAMILLE, « La prévention du suicide chez les jeunes de 15 à 24 ans », octobre 1990.

(23) JEAMMET & BIROT, *Étude psychopathologique des tentatives de suicide chez l'adolescent et le jeune adulte*, Psychiatrie de l'enfant, PUF, 1994.

(24) JEAMMET & GRANBOULAN, « Tentatives de suicide à l'adolescence », colloque du Centre International de l'Enfance – groupe de réflexion sur des adolescents – 12 au 14 décembre 1988.

(25) KAUFMANN J.-C., « La diversité des situations d'isolement », in *Isolement et solitude aujourd'hui*, acte des journées d'études et de recherches et rencontres, Lyon 18 et 19 mars 1994.

(26) LESTER D., *Current Concepts of Suicide*, The Charles Press Publishers.

(27) LEVASSEUR G., « Le Suicide en droit pénal », *in* TERRE (dir.) (38).

(28) MÉNAHEM R., « Fonctions et permanence des mythes sur le suicide », *in* VÉDRINNE J., QUENARD O. & WEBER D. (dir.) (39).

(29) MILLER N.-S & MAHLER J.-C., « Suicide risk associated with drug and alcohol dependance », *J. Addictive Diseases*, 1991, p. 10, 49-61.

(30) MORON P., *Le Suicide*, collection « Que sais-je ? », PUF, 1993 (5e édition).

(31) OMS, *L'Évolution des comportements suicidaires*, Rapports et études, EURO 74.

(32) QUENARD O., « La crise », *in* DEBOUT (dir.) (15).

(33) SAINSBURY P., BARRACLOUGH B.M., « Differences between suicide rates », in *Nature*, n° 1252, 1968.

(34) SOUBRIER J.-P., « Vers une prévention du suicide ? », in *Psychologie médicale*, 1985.

(35) SOUBRIER J.-P. & VÉDRINNE J., « Rites et tentatives de suicide », *in* DEBOUT (dir.) (16).

(36) SURAULT P., « Variations sur les variations du taux de suicide », revue *Population*, juillet-octobre 1995.

(37) TALEGHANI M., « Signification du geste suicidaire comme acte de communication », in *Psychologie médicale*, 1977.

(38) TERRE F. (dir.), *Le Suicide*, collection « Droit, éthique, société », PUF, 1994.

(39) VÉDRINNE J., QUENARD O. & WEBER D. (dir.), *Suicide et conduite suicidaire*, t. 1 et 2, Médecine Légale, Masson, 1982.

(40) WALKER, *Les Attitudes face au vieillissement. Principaux résultats d'une enquête de l'Eurobaromètre*, 1993, Commission des Communautés Européennes.

TABLE DES MATIÈRES

Imprimé en France
par MAME Imprimeurs à Tours
Dépôt légal Avril 1996 (N° 37099)